青春文庫

ハーバード&ソルボンヌ大の
最先端研究でわかった新常識

人は毛細血管から若返る

根来秀行

青春出版社

はじめに　老化も病気も毛細血管で止められた！

私はこれまで医師として、日本と海外を行き来しながら、診察や研究をおこなってきました。そして健康長寿ということを考えたとき、最も重要なのは血管、なかでも毛細血管だと考えるようになりました。

若い頃は暴飲暴食や睡眠不足が続いても、それほど体調を崩すことがなかったのに、年々体にこたえるようになってきた。あるいは、特に体に悪いことをしていないはずなのに、年々健康診断の数値が悪くなってきた——といったことはないでしょうか。

残念ながら、年齢を重ねるに従って、体のさまざまな機能は落ちていきます。それが「老化」です。老化はシミやシワといった外見的なものだけでなく、体の内側でも起こっています。例えば40代以降は、ホルモン全体の分泌量も低下していく傾向があります。

老化が進行していけば、さまざまな病気を引き起こすことになります。こうした老化や病気を防ぐカギは、毛細血管が握っているのです。

血管と聞くと真っ先にイメージしがちな動脈や静脈などの太い血管は、実は全体の1％に過ぎません。全身の血管の99％を占めるのが、本書の主役である毛細血管です。

私はよく血管を道路にたとえて説明するのですが、体中に張り巡らされている血管は、さまざまなものを届けたり回収したりする、まさに「体内道路」といえる存在です。

動脈や静脈が高速道路だとすると、毛細血管はそれぞれの家までのびている一般道です。自宅まで宅配便を頼んだとき、高速道路が寸断していると、なかなか荷物が届かず、困ったことになります。しかし、大切なのは高速道路だけではありません。家の前まで道路が通っているからこそ、自宅まで荷物がちゃんと届くわけです。毛細血管の重要性は、ここにあります。

では、今の自分の毛細血管はどのような状態なのか、気になるところですよね。次のチェックリストで毛細血管の老化度をチェックしてみましょう。

[毛細血管老化度チェックリスト]

以下の項目に当てはまるものをチェックしてください（いくつでも可）。

		チェック
髪	抜け毛、白髪が急に増えた	
肌	シミ、シワ、たるみが増えた。肌が乾燥する。ニキビや吹き出物などがよく出る。あざができやすい。傷の治りが悪い	
爪	爪が欠けやすい。表面が凸凹している	
目	目が乾く。充血する。目ヤニがよく出る	
耳	耳鳴りがある。耳たぶに縦ジワが増えた	
鼻	鼻血、鼻水が出やすい	
口	口が乾く。舌苔が多い。口臭がある	
消化器系	胃痛、胃もたれがある。お腹が張る	
泌尿器系	頻尿、痔がある。ED、性交痛がある	
婦人科系	月経痛、月経不順、更年期障害がある	
血圧	動悸、めまいがある。血圧が高い	
冷え・むくみ	手足が冷える。足のしびれやむくみがある	
疲労	休んでも疲れが抜けない。だるい。風邪を引きやすい。頭痛、肩こり、首こり、腰痛、膝痛がある	
睡眠	眠りが浅い。寝付きが悪い	
メンタル	落ち込んだりイライラする。忘れっぽくなった	

いかがでしょうか？　当てはまる項目が多いほど、毛細血管の老化が進んでいる可能性があります。

でも大丈夫。実は毛細血管は、いくつになっても自分で増やすことができるのです。

毛細血管には、傷ついた場所を自ら修復したり、新しい血管を増やす働きがあることがわかってきました。また、毛細血管そのものを強くする食べ物などもあります。この本では、日常生活のひと工夫で毛細血管を若返らせるヒントを紹介していきます。

人生100年時代といわれるようになりました。実際、2018年の時点で日本の百寿者（100歳以上の人）は約7万人となっています。また、2017年の日本人の平均寿命は男性81・09歳、女性87・26歳となっており、今後ものびると予想されます。

一方、死因を見ていくと、1位はがん（悪性新生物）、2位は心疾患、3位は脳血管疾患となっています（2017年厚生労働省調べ）。2位の心疾患と3位の脳血管疾患は、まさに血管の病気です。このような命取りになるような血管の病気には、動脈などの太い血管が関係していますが、全身にくまなく張り巡らされている毛細血管は、すべての病気に関係しているといっても過言ではありません。実際、1位のがんは免疫と関係が深く、その免疫力アップには毛細血管の働きがかかわっています。そのほかに、介護や寝たきりの原因として脳卒中や認知症がありますが、これらも毛細血管のトラブルが引き金となって起こることがあります。

また、なんとなく調子が悪い、疲れがとれないといった不定愁訴が続いている場合は、毛細血管の老化が進んでいる可能性があります。毛細血管は私たちの全身の細胞に、酸素や栄養素といった重要な物質を届けると同時に、二酸化炭素や老廃物を回収しています。健康のために体にいい食事やサプリメントをとるようにしている方は多いと思います。しかし、どんなにいい栄養素でも、体の必要な場所に届けられなければ意味がありません。そのルートとなるのが、毛細血管なのです。

人生100年時代の今こそ、みなさんが毛細血管にいい生活習慣を実践することで、いつまでも健康な毎日を送っていただけることを願っています。

体が変わる！]

若々しくなる

肌や髪の新陳代謝にも、毛細血管がかかわっています。毛細血管を通じて届けられた栄養素が、新しい皮膚や毛髪、頭皮をつくってくれるのです。

また、睡眠中に分泌される成長ホルモンやメラトニンは、アンチエイジングの働きがありますが、毛細血管はこれらのホルモンを全身に届けます。

免疫力アップ

体には、ウイルスや細菌といった外敵が侵入したとき、対抗するしくみが備わっています。それが白血球やリンパ球などの免疫物質。これらは血管内を通ってトラブルが起きている場所に駆けつけます。毛細血管の機能が低下したり数が減ったりすると、ウイルスや細菌、がん細胞などを抑えることができなくなってしまいます。

[毛細血管が若返れば、

病気を防ぐ

例えば糖尿病。血糖値が高くなる病気として知られていますが、その合併症（腎障害、網膜症、神経障害）は実は毛細血管の病気。また、認知症は脳の毛細血管の流れが悪くなることで起こりますし、全身の毛細血管の流れが悪くなれば、細胞の機能低下が起こり、病気につながります。元気で長生きするには毛細血管を守ることが大切です。

冷え性改善

全身を巡っている血液には体温調節の役割があります。暑いときや寒いとき、血流を調節することで体温を一定に保っているのです。

女性は特に冷え性に悩まされている人が多いと思いますが、冷えを解消するには毛細血管を増やすのが一番。血流がアップすれば手足の末端まで温かくなっていきます。

人は毛細血管から若返る　目次

第3章 詰まらない、切れない血管をつくる秘訣 毛細血管にいい習慣、悪い習慣

第4章 ホルモンと自律神経が決め手！ 毛細血管を強くするヒント

カバー画像　dermedienagent/Shutterstock.com
本文デザイン　ベラビスタスタジオ
本文イラスト　上田惣子
編集協力　樋口由夏

◆第１章◆

健康長寿のための新常識

血管の99％は「毛細血管」でできている

老けない人は毛細血管も若い

「人は血管とともに老いる」。これはアメリカの医学者ウィリアム・オスラー氏の名言です。

実際、血管年齢と健康寿命は見事にリンクしています。年を重ねても若々しい人は、血管年齢を調べてみても若いのです。逆に、実年齢よりも老けて見える人は、血管年齢も高い傾向にあります。

血管をどんな状態に保つかによって、健康状態は左右されてしまいます。だから血管年齢が進めば、老化

[体の新陳代謝に必要な３要素]

1 材料

いい材料がそろっているかがまず第一。体をつくる材料、つまり食事からしっかりと栄養素をとることによって、ホルモンの分泌も正常におこなわれる

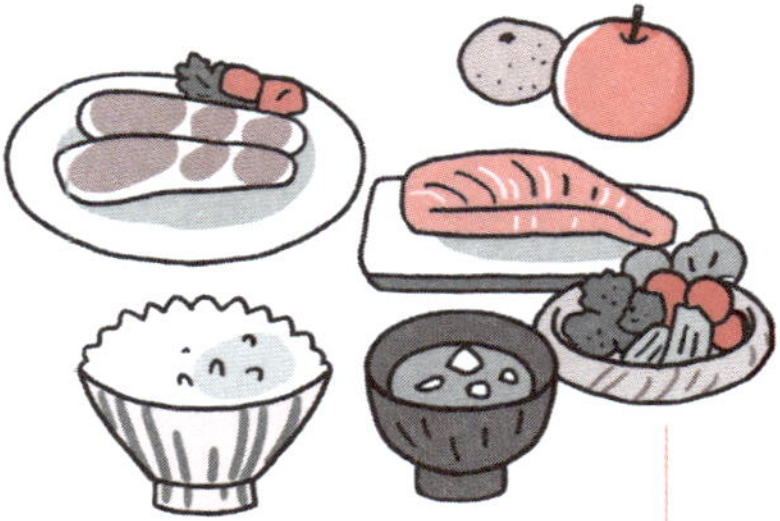

も進んでいくのです。

「皮膚は内臓の鏡」といわれますが、私たちの体の一番外側にある皮膚は、毛細血管の最終地点でもあります。その最終地点まで栄養やホルモンが届いて、はじめて皮膚の新陳代謝がうまくいくのです。

体の再生をおこなうには、「材料（道具）」「ルート（毛細血管）」「時間」の３つの要素が欠かせません。

道具、つまり体の再生に必要な栄養が不足していたり、体内のホルモンの分泌がうまくいっていないと、新しい組織をつくれません。

また、体の再生をおこなう場所ま

２ ルート

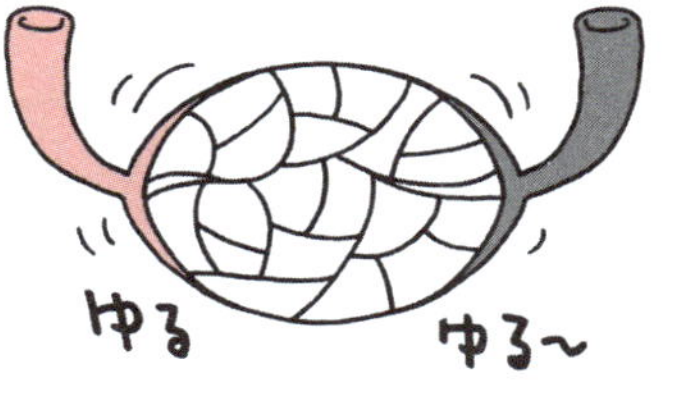

栄養素やホルモンを運ぶルートが確立していることが大切。自律神経のうち、副交感神経が優位になり、リラックスして毛細血管がゆるんでいることがポイント

で届けてくれる毛細血管が途絶えていたら、せっかくの材料もムダになってしまいます。

さらに、その作業をおこなう時間を確保することも大切です。体にとってメンテナンス作業の時間帯は、睡眠中に当たります。

これは皮膚に限らず、体全体についてもいえます。体のすみずみまで張り巡らされた毛細血管に血液を行きわたらせ、細胞の一つひとつに必要な栄養を届けるという意識を持ちながら日々の生活を送っていくことが、老化や病気を遠ざけるポイントなのです。

3 時間

材料やルートが確保されていても、運ぶ時間がなければ意味がない。質のいい睡眠をしっかりとれているかどうかがカギになる

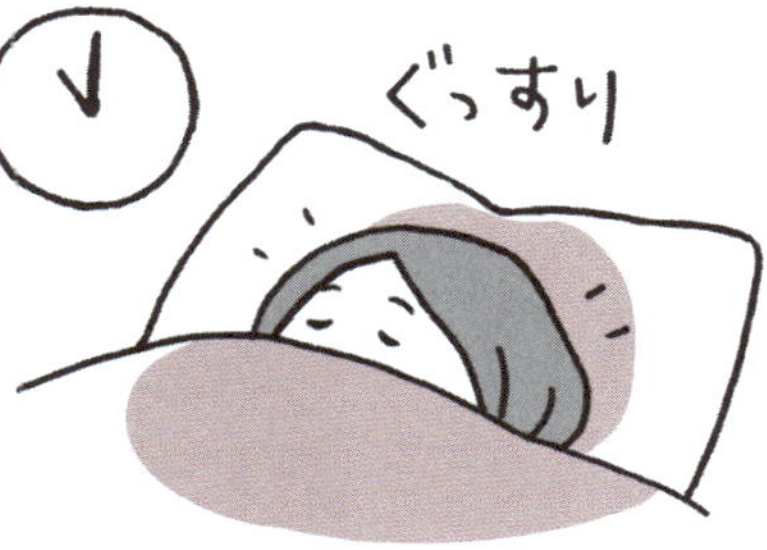

いくつになっても毛細血管は増やせる！

私は、健康長寿の秘訣は毛細血管にあると考えています。

なぜなら、動脈や静脈の数は生涯変わることがありませんが、毛細血管はいくつになっても自分で増やすことができるからです。

毛細血管は髪の毛の10分の1程度しかなく、赤血球が1つやっと通れるくらいの細さしかありません。その構造は基本的に内皮細胞1層から成りますが、この内皮細胞がさまざまな物質を分泌し、血流をよくする、

［毛細血管の構造］

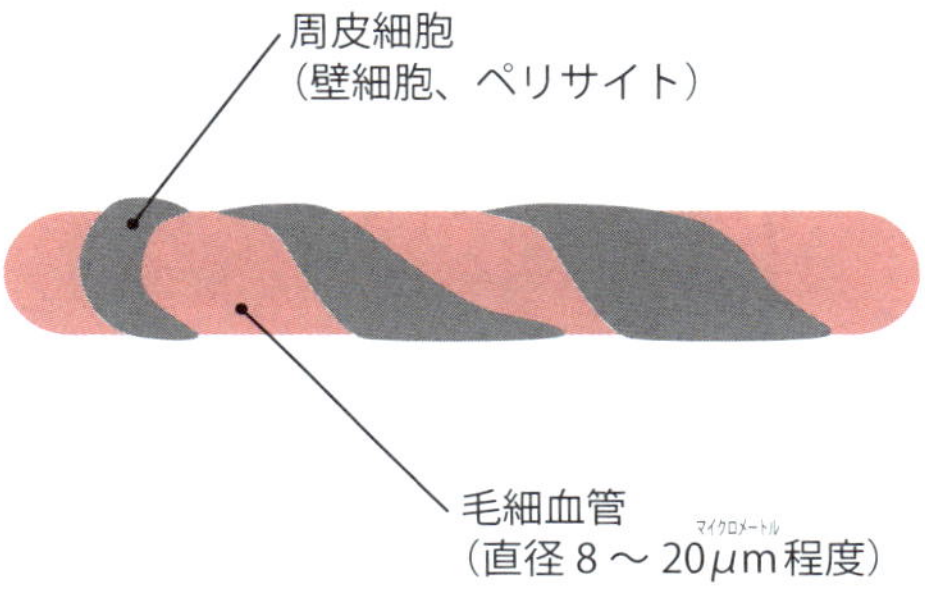

血管を守るといった働きをしています。

さらに最近、毛細血管の新しい働きがわかってきました。その手助けをしているのが周《しゅう》皮《ひ》細胞です。

周皮細胞（壁《へき》細胞、ペリサイト）はその名の通り、毛細血管のまわりにからみつくようについており、血管を締めて漏れを防いだり、血管が傷ついたり隙間ができたときに修復をおこなっています。

実はこのような毛細血管の修復機能は、血管の内部にも備わっています。それが血液中のアクセサリー細胞（代表的なものとして「血管幹細胞」

[毛細血管の断面図]

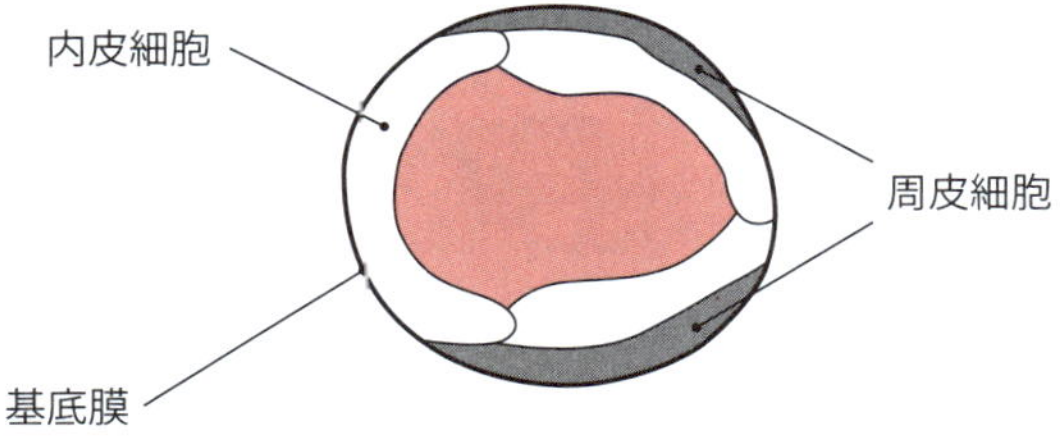

「血管内皮前駆《ぜんく》細胞」など）と呼ばれるもので、傷ついたところを内側から修復しています。

また、重要な毛細血管が途切れてしまったときには、毛細血管が枝分かれして増えていくこともあります。それが「血管新生」です。

毛細血管が傷つくと、「血管内皮成長因子（ＶＥＧＦ）」が分泌され、血液中のアクセサリー細胞が傷ついた場所に集まり、修復を促します。同時に、周皮細胞も外側からサポートして、新しい毛細血管がつくられるのです。

［血管新生のしくみ］

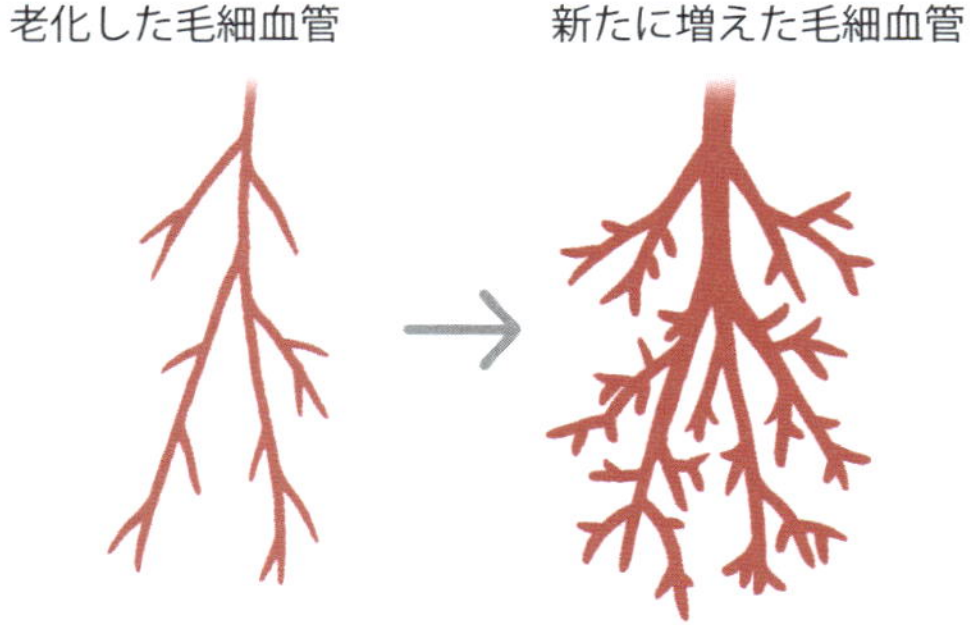

毛細血管が枝分かれして、新しい血管が生まれる

何もしなければ毛細血管は減る一方

毛細血管は増やすことができると述べましたが、一方で減りもします。その一番の原因は加齢です。

毛細血管は、20代に比べ、60代では4割も減るともいわれています。動脈や静脈の数は生涯変わらないと述べましたが、残念ながら毛細血管は年々減る運命にあるのです。

加齢により、毛細血管にからみついている周皮細胞がゆるんでくると、血管の中身が漏れ出したり、血流が低下したりしてしまいます。このような血管はやがて、管はあるけれど血液が流れていない「ゴースト血管」になります。ゴースト血管は血管が死ぬ一歩手前の状態で、この状態が長く続くと完全に脱落してしまいます。

ゴースト血管の先にある細胞には、当然血液が流れません。ということは、酸素や栄養素が届かず、老廃物も回収されないということです。物資が届か

[毛細血管が途切れると「ゴースト化」する]

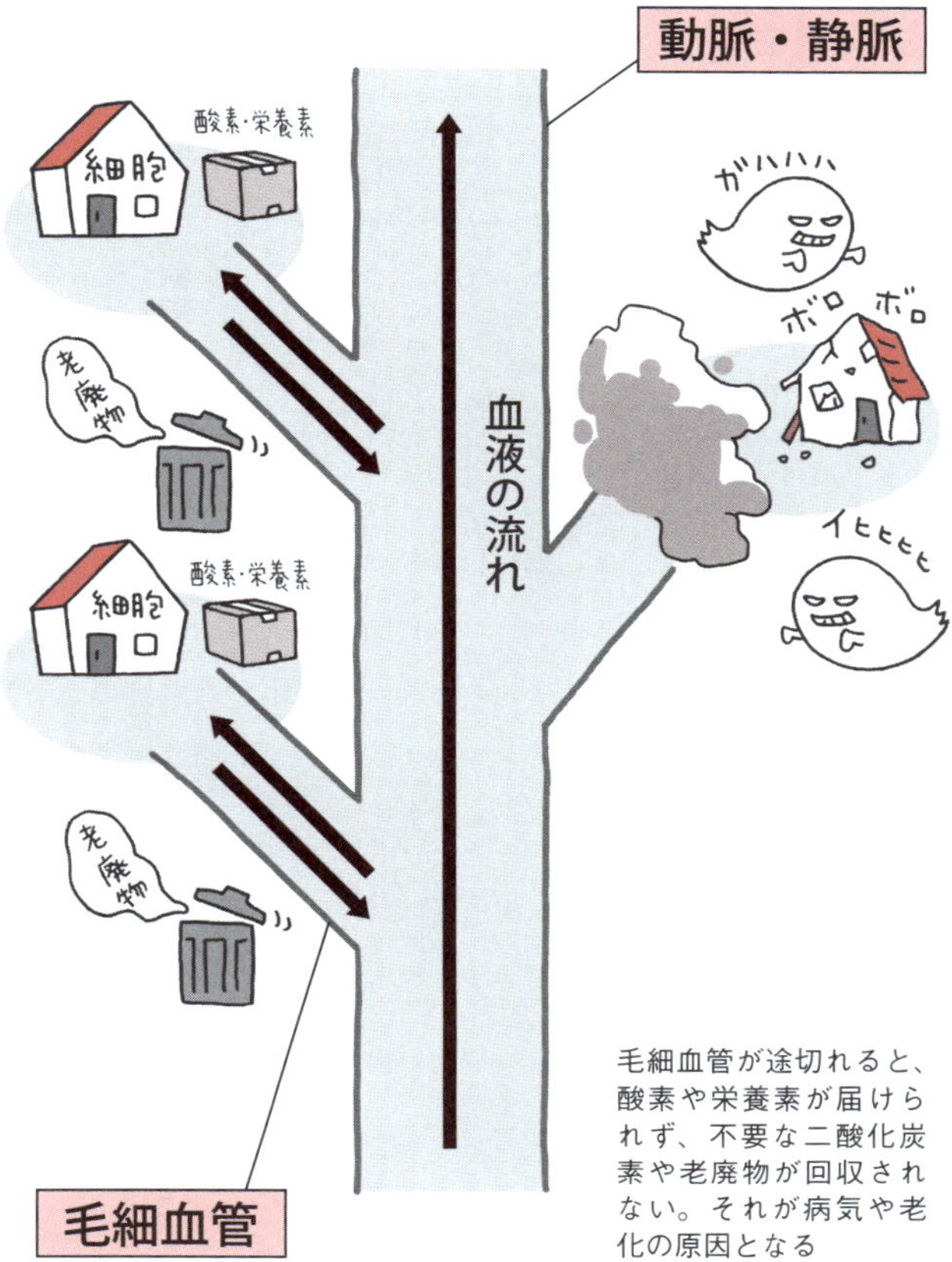

毛細血管が途切れると、酸素や栄養素が届けられず、不要な二酸化炭素や老廃物が回収されない。それが病気や老化の原因となる

ずゴミも回収されない、まさに「ゴーストタウン」化です。また、毛細血管のなかには免疫細胞やホルモンも移動しているため、毛細血管の減少によりその先の細胞の機能が低下すると、病気や老化を引き起こしてしまうのです。

しかし朗報もあります。初期のゴースト血管なら復活させることが可能です。また、すでに述べたように毛細血管は何歳からでも自分で増やすことができるのです。

具体的な方法は、次章で「毛細血管トレーニング」として解説しましょう。

健康な毛細血管

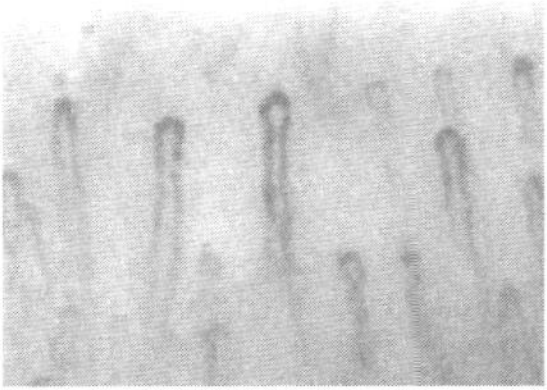

先端がまっすぐ伸びてしの字になっている

ゴースト化した毛細血管

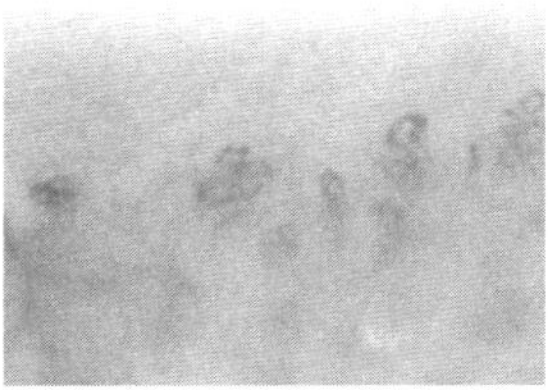

形が崩れ、一部消えかかっている

画像提供：あっと株式会社 血管美人

とるだけで毛細血管が増える食べ物があった！

実は、とるだけで毛細血管を増やす効果がある食べ物もあります。それがシナモン（桂皮）、ルイボスティー、ヒハツ（ヒバーチ・ロングペッパー）などです。

シナモンは料理や生薬としても使われているスパイス、ルイボスティーは高い抗酸化力があるといわれるノンカフェインのハーブティーです。ヒハツはあまりなじみがないかもしれませんが、沖縄では香辛料として使われています。

［毛細血管にいい食材］

シナモン

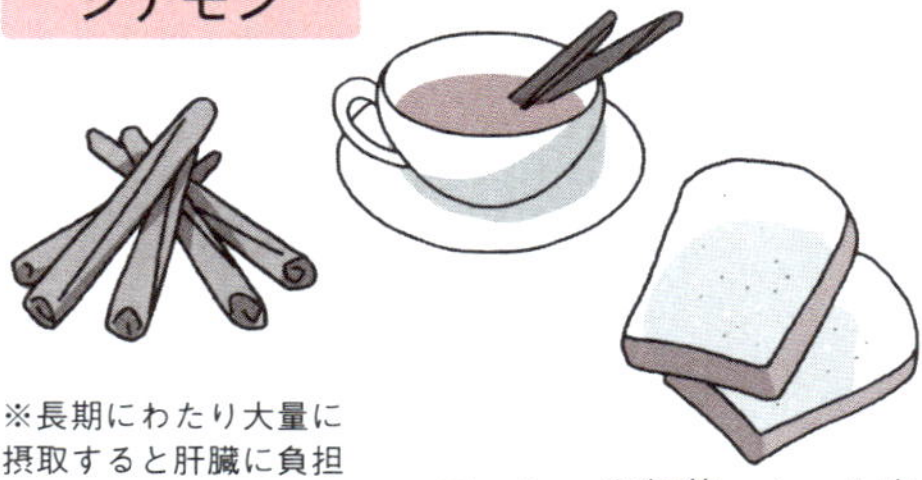

※長期にわたり大量に摂取すると肝臓に負担がかかる可能性がある。また妊娠中は摂取を控える

コーヒーや紅茶、ホット赤ワインに入れたり、トーストやヨーグルトにかけても

これらの食品には、毛細血管にあるTie2《タイツー》という受容体を活性化させる働きがあることがわかっています。

毛細血管は細胞の隙間から適度に血液を漏らすことで、血液成分を配っています。そのため、血管には周皮細胞と内皮細胞がきちんと接着していることが欠かせません。

しかし、加齢によりこれらの接着が弱くなると、かえって血液が漏れすぎてしまい、全身に血液が行きわたらなくなったり、血流が低下してしまいます。それが毛細血管の劣化や減少を招き、病気や老化につながるというわけです。

ルイボスティー

緑茶や紅茶の代わりに。
ノンカフェインなので
寝る前もＯＫ

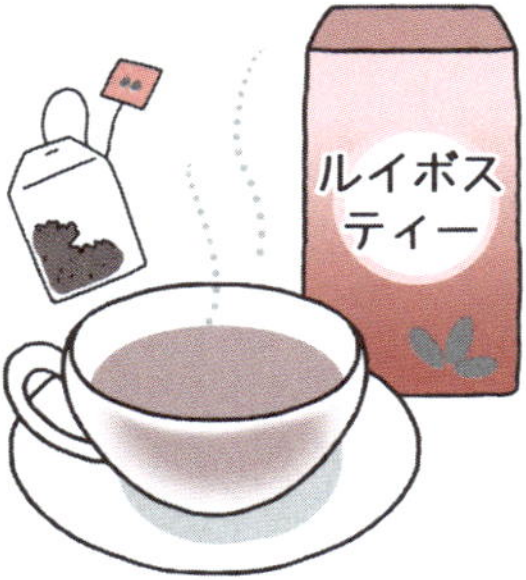

そこで救世主となるのがＴｉｅ２です。Ｔｉｅ２が活性化すると、周皮細胞と内皮細胞の接着が強くなるのです。その結果、血流がアップしたり、ゴースト化した血管が復活することもあります。

ただし、たくさんとれば、それだけ毛細血管が増えるわけではありません。シナモンやヒハツなら一日数mg程度で十分です。

食事や飲み物に加えたり、いつも飲むお茶を一杯ルイボスティーに変えるといった工夫で、日常生活に取り入れてみてください。

ヒハツ

香辛料として、
そばやうどんなどに

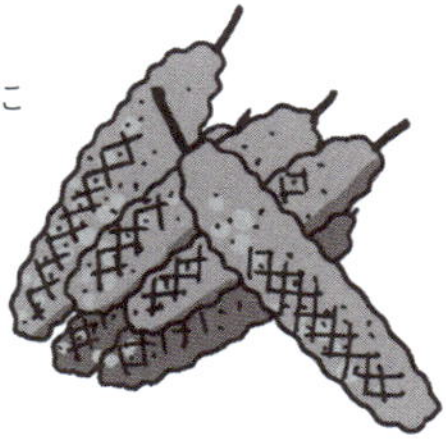

参考文献：Maturation of blood vessels by haematopoietic stem cells and progenitor cells: involvement of apelin/APJ and angiopoietin/Tie2 interactions in vessel caliber size regulation.Takakura N, Kidoya H.　Thromb Haemost. 2009 Jun;101（6）: 999-1005.

毛細血管が大切な5つの理由　①酸素や栄養素を運ぶ

「はじめに」で、体のすみずみにまで張り巡らされている毛細血管は、さまざまなものを届けたり回収したりする、道路のようなものだと述べました。

この体内道路である毛細血管には、私たちの生命活動を維持するうえで欠かせない、大切な物質が行き交っています。

そのひとつが、酸素や栄養素です。

血液の赤い色はヘモグロビンという赤血球の色素が含まれているから

[酸素や栄養素を運び、老廃物などを回収する]

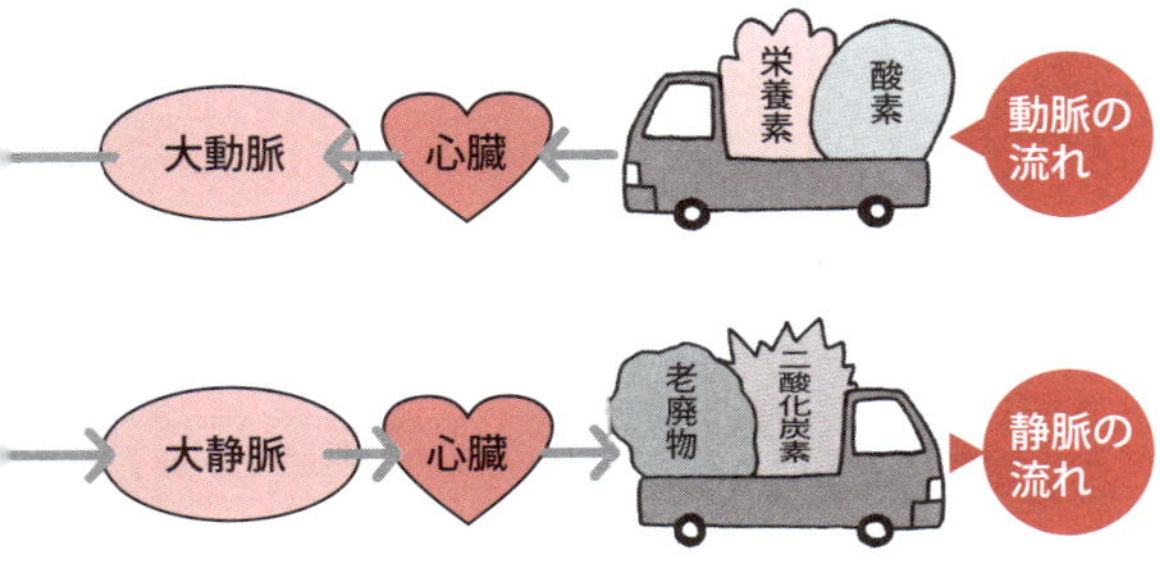

です。

ヘモグロビンは酸素を乗せて運ぶ大切な成分です。呼吸によって吸い込まれた酸素を肺で受け取り、必要な組織へ運んでいきます。全身を巡る血液は、酸素を多く乗せているため鮮やかな赤色をしています。

また、酸素と同時に必要な栄養素を運ぶのも血液の役割です。

私たちが食べたものはそのままでは吸収されず、まずは消化管で細かい栄養素に分かれます。その栄養素を各器官や組織に運ぶのも、血液なのです。

動脈は心臓から酸素や栄養素などを血液に乗せて全身の組織に届ける。静脈は働きを終えた全身の血液を心臓に戻す

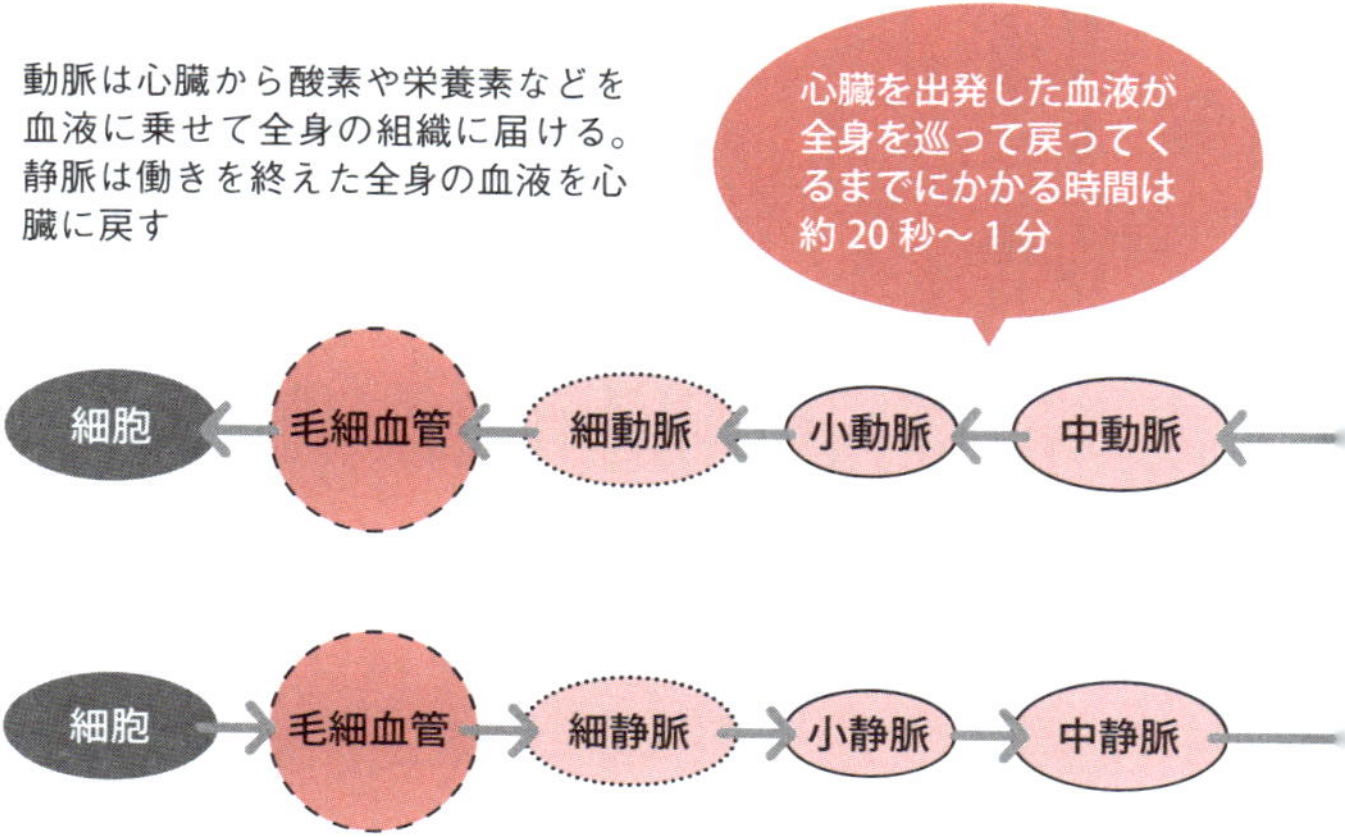

毛細血管が大切な5つの理由　②二酸化炭素や老廃物の回収

酸素を運んだあとは、いらなくなった二酸化炭素を回収して、体外へと排出しなければなりません。

また血液が全身を巡るとその結果、不要物が生じます。私たちが日々暮らしているなかで、ゴミを出さずに生活することはできないのと同じように、人間が活動するときに使われるエネルギーをつくる過程でも、不要物や老廃物が出ます。血液中のゴミを放置しておいては、その後の活動を邪魔してしまうため、体外に出さなければなりません。

例えば、各組織から不要物を受け取った血液が、肝臓・腎臓を通り、やがて便、尿となって体の外に排出されていくのは、まさにこのしくみです。

①と②の働きに関していえば、毛細血管という道路を、血液というトラックが走ることで、必要なものを届け、不要なものを回収するという、「運搬」の役割を果たしているといえるでしょう。

毛細血管が大切な5つの理由 ③免疫物質を運ぶ

血流が低下すると病気にかかりやすくなります。なぜなら毛細血管は免疫物質も運んでいるからです。

もし体内に細菌やウイルスが侵入してしまった場合、血流に乗って瞬く間に全身に巡ってしまうことになります。それを食い止めるために、血液中の免疫担当細胞である白血球（好中球《こうちゅうきゅう》、リンパ球など）が活躍しています。

血液はこれらの免疫担当細胞を感染した部位など必要な場所に運び、体を病気から守っているのです。がん細胞も退治してくれます。

ちなみに、免疫担当細胞がつくられるのは血液ではなく、骨のなかにある骨髄です。そのまま免疫担当細胞になるものもあれば、胸腺《きょうせん》などの体内の免疫器官でさらに成熟していくものもあります。

毛細血管は、外的な侵入を防いでくれる白血球というガードマンを、必要な部位に派遣するためのルートというわけです。

［病気から身を守るために免疫物質を送り出す］

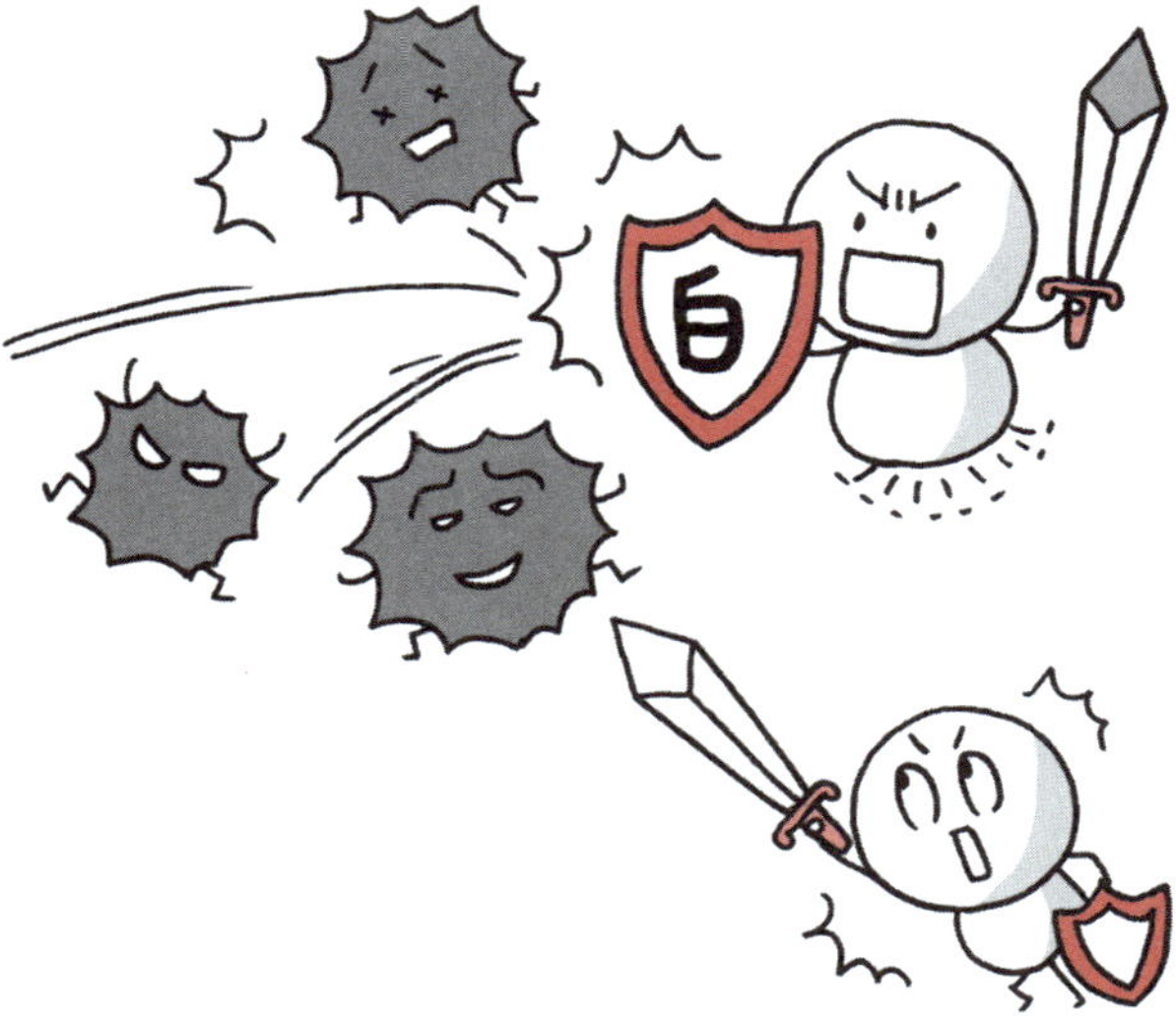

白血球などの免疫細胞が、ウイルスや細菌、
がんと闘うことで体を感染や病気から守る

毛細血管が大切な5つの理由　④体温の調節

人間の体は、体温を一定に保つ必要があります。暑いときは、汗をかいたり、血流量を変えることで調節をします。体温を調節して、活動をしやすくするのは、血管の役割のひとつなのです。

私たちの体は、暑かったり運動したりして体温が上がると、熱を外に出す必要があります。

このとき血管を太くして血流を多くすることによって、皮膚の表面温度を上げようとするのです。そして汗をかくことで皮膚から熱を放出し、体内に熱がこもらないようにします。

また、寒かったりして体が冷え、体温が下がったときは、体内の熱を外に逃がさないようにしなければなりません。

このとき血管は細くなり、血液の流れを少なくして皮膚表面の温度を低く保ち、体内の熱が放出しにくくなるようにしているのです。

［血管の拡張・収縮で体温を調節する］

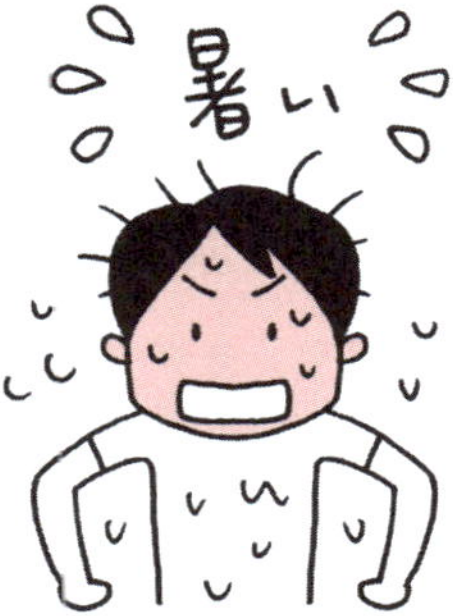

毛細血管を拡張させ血流を多くすることで皮膚の表面温度がアップ。汗をかかせて皮膚から熱が放出される

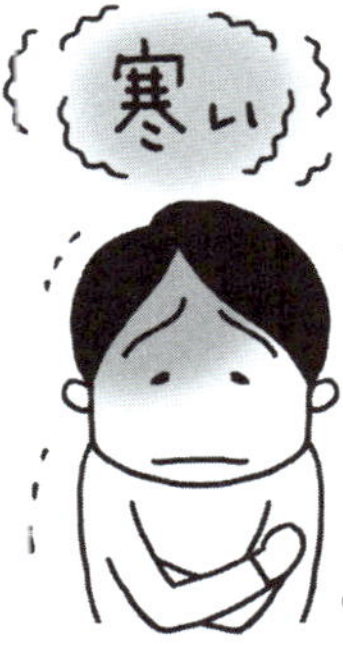

毛細血管を収縮させて皮膚表面の血液の流れを少なくし、皮膚表面の温度を低くすることで、体内の熱が放出しにくくなる

毛細血管が大切な5つの理由　⑤ホルモンを運ぶ

全身に網の目のように張り巡らされた血管は、体内でさながら通信網のような役割も果たしています。全身を巡る血液に情報を乗せれば、目的の組織に到着して確実に情報を伝達することができます。

情報伝達の方法には2つあります。ひとつはホルモン、もうひとつは神経です。

血流を使った情報伝達はホルモンを介しておこなわれます。例えば女性の場合、「もうすぐ生理が来ますよ」という情報は血液に乗って届けられます。血液が全身を1周するのにかかる時間は、約20秒～1分といわれています。迅速に判断しなければならないときには、神経を通して伝達します。それに対して血液は、ホルモンを介して、じっくり作用するようなものに対して使われます。

私たちはホルモンと神経という2つの伝達方法を使い分けているのです。

［ホルモンを使って情報を伝える］

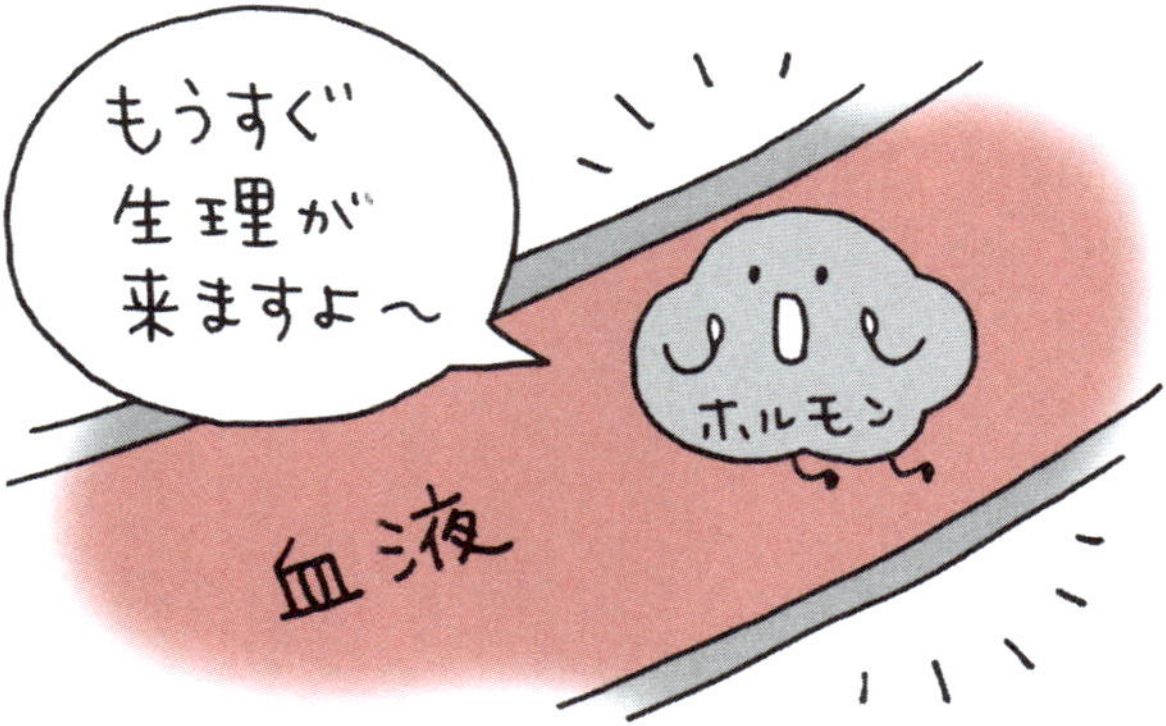

全身に網の目のように張り巡らされた血管は、いわば体の通信網。ホルモンを介して、血液に乗せた情報を届ける

column

毛細血管と連携して働くリンパ

毛細血管の働きのひとつに、老廃物や二酸化炭素の回収があると述べました。しかし、毛細血管だけですべての老廃物を回収できるわけではありません。10~20%程度の老廃物は、リンパ系が回収しています。

リンパ管は、血管にからみつくようにして全身に張り巡らされており、最後は鎖骨の下の静脈に流れ込んでいます。そのなかを流れているのがリンパ液です。心臓から送り出された血液が、大体40~60秒で全身をひと巡りするのに対し、リンパ液の流れは非常にゆっくりしており、1分間に24cm程度しか進みません。

そこで、リンパの流れをよくするには、マッサージをするのが効果的です。リンパ管は皮膚に近いところにあるので、軽い圧で流すようにマッサージする程度で十分です。入浴時、体を洗うついでにおこない、最後は鎖骨へと流し込むようにしましょう。

column

このような老廃物を回収するシステムは、実は脳では確認されていませんでした。しかし最近、脳にもリンパ系と同様のシステムが見つかりました。それが「グリンパティックシステム」です。２０１３年にアメリカのロチェスター大学の研究チームが発表しました。

私たちの脳には、神経細胞（ニューロン）とグリア細胞があります。これまで、思考や記憶といった中心的な役割は神経細胞が担っており、グリア細胞はその補佐役とされてきました。しかし、このグリア細胞が形を変えることで、血管の周囲に隙間をつくり、そこを流れる脳脊髄液《のうせきずいえき》によって老廃物を回収していることがわかってきたのです。まだ動物実験の段階ですが、脳の老廃物の蓄積が原因と考えられているアルツハイマー病やパーキンソン病などの治療に役立つのではないかと、注目を集めています。

そして実はこのグリンパティックシステムが働くのが、深い睡眠（ノンレム睡眠時）なのです。毛細血管を若返らせるために睡眠は非常に重要ですが、脳にとってもまた重要なのです。

［おもな全身のリンパ節］

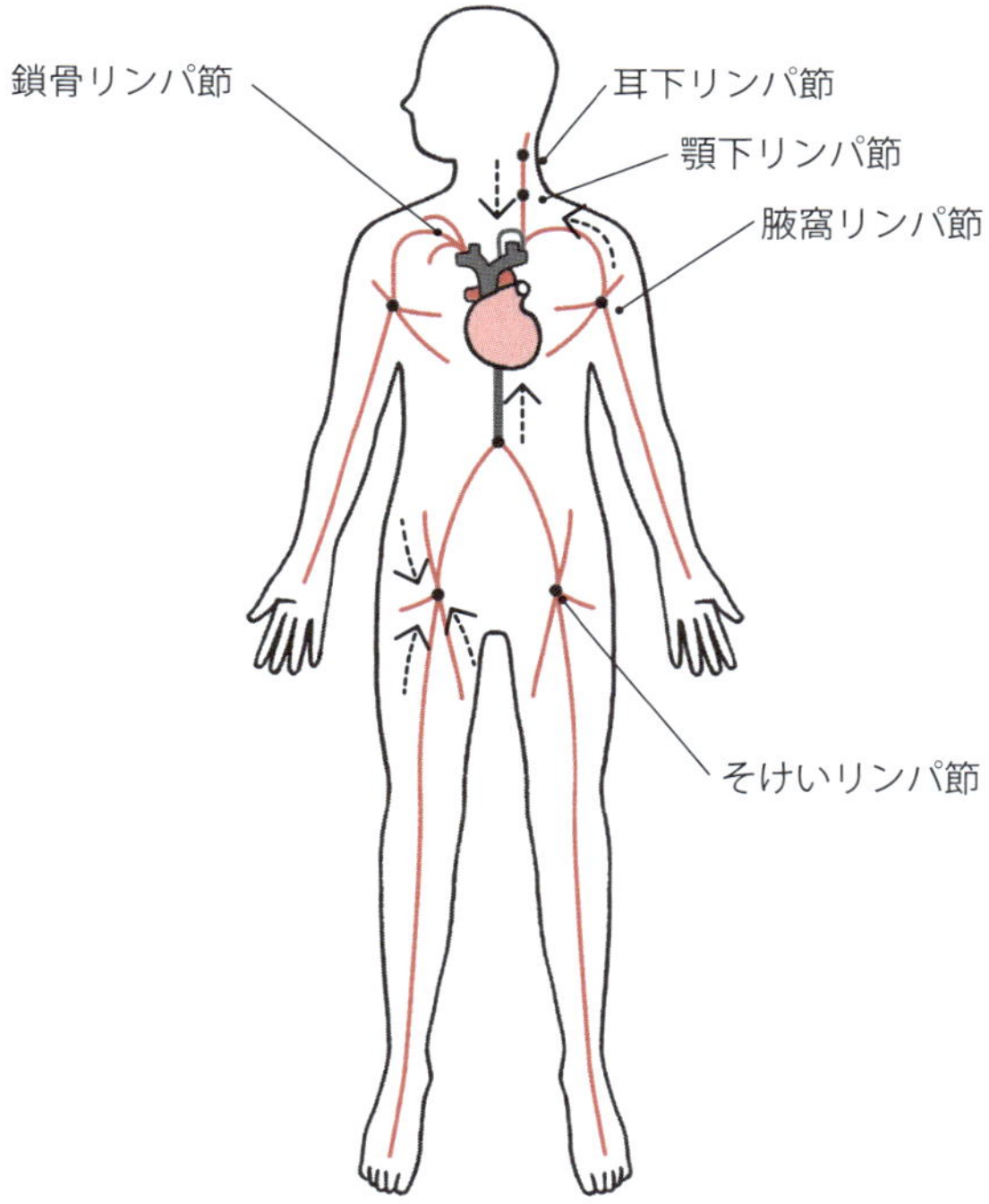

入浴時、頭→胸→肩→手先→背中→腰→お尻→もも→足先へと、体の中心から末端に向かって、皮膚表面をなでるように洗う。体を流すときは逆の順番にすると、リンパの流れがよくなる

◆第2章◆

何歳からでも体は変わる「毛細血管トレーニング」で若返る！

自律神経でコントロールされている毛細血管

毛細血管について語るうえで欠かせないのが「自律神経」です。なぜなら、私たちの血流は自律神経によってコントロールされているからです。

自律神経は不随意《ふずいい》神経とも呼ばれ、手や足のように自らの意思では動かせません。例えば、心臓の動きや胃腸の動き、呼吸や体温の調節、ホルモンの分泌などは自律神経がつかさどっています。自律神経には「交感神経」と「副交感神経」の2種類があり、相反する働きをします。

交感神経は緊張時やストレスを感じたとき、エネルギーを出すときに働きます。副交感神経はリラックス時や睡眠時、エネルギーをたくわえて次の活動に備えるときに働きます。

一日のなかで、交感神経が優位になる時間帯と、副交感神経が優位になる（正確には交感神経の働きが弱まるイメージ）時間帯があり、日中は交感神経が優位に、夜間は副交感神経が優位になります。

［2つの自律神経のパワーバランスが血液の流れを左右する］

～日中活動しているときは交感神経が優位～

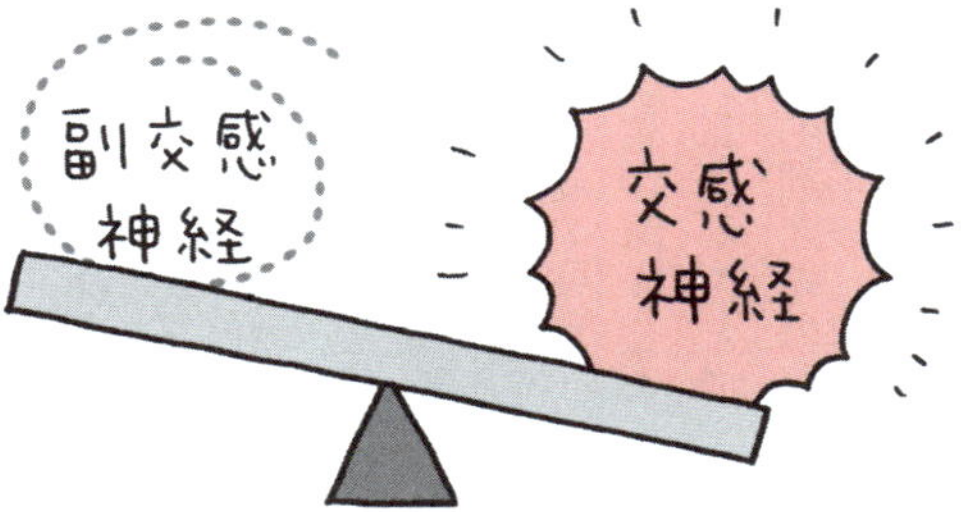

～夜リラックスモードのときは副交感神経が優位～

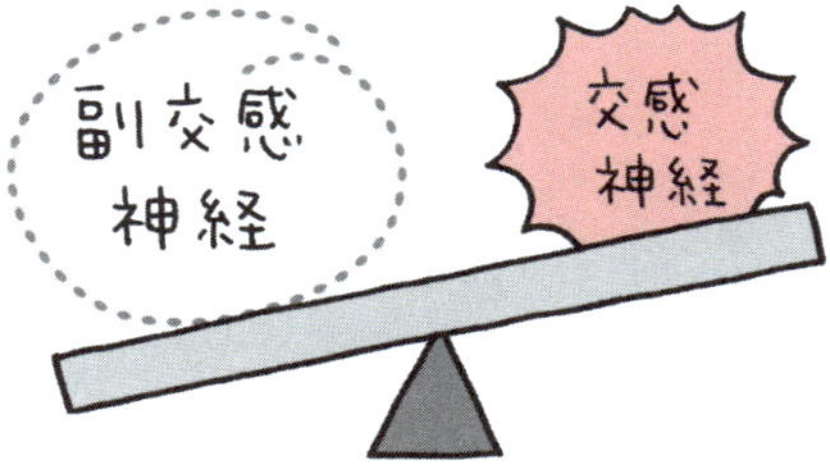

交感神経は「闘争と逃走の神経」と呼ばれ、緊張したときやストレスを感じたとき、エネルギーを使うときに働く。このとき血管は収縮し、心拍数や血圧も上昇する。
一方、副交感神経は「休憩と食事の神経」と呼ばれ、食事や睡眠時など、エネルギーをたくわえて次の活動に備えるときに働く。このとき血管は弛緩し、心拍数や血圧も下降する

毛細血管が「ゆるむ」メカニズム

毛細血管という血流をコントロールする自律神経は、水道の蛇口のようなものです。蛇口を締めるのが交感神経、ゆるめるのが副交感神経です。

ただし、これらの神経そのものが、毛細血管に対してダイレクトに働きかけているわけではありません。毛細血管の手前にある前毛細血管括約筋《かつやくきん》の収縮と拡張によって、血流をコントロールしています。

交感神経が優位になると、毛細血管の手前にある前毛細血管括約筋が収縮して、血管が収縮します。その結果、血流の抵抗が増加し、それぞれの組織に流れる血流量が減少します。一方、副交感神経が優位になると、この交感神経の働きが弱まることで、毛細血管が拡張するのです。

それ以外に毛細血管の収縮を促すものには、血管の内皮細胞から分泌される「エンドセリン」という物質があります。反対に、同じく内皮細胞から分泌される一酸化窒素（ＮＯ）は毛細血管を拡張させるのです（第３章参照）。

［毛細血管は自律神経なしには動けない］

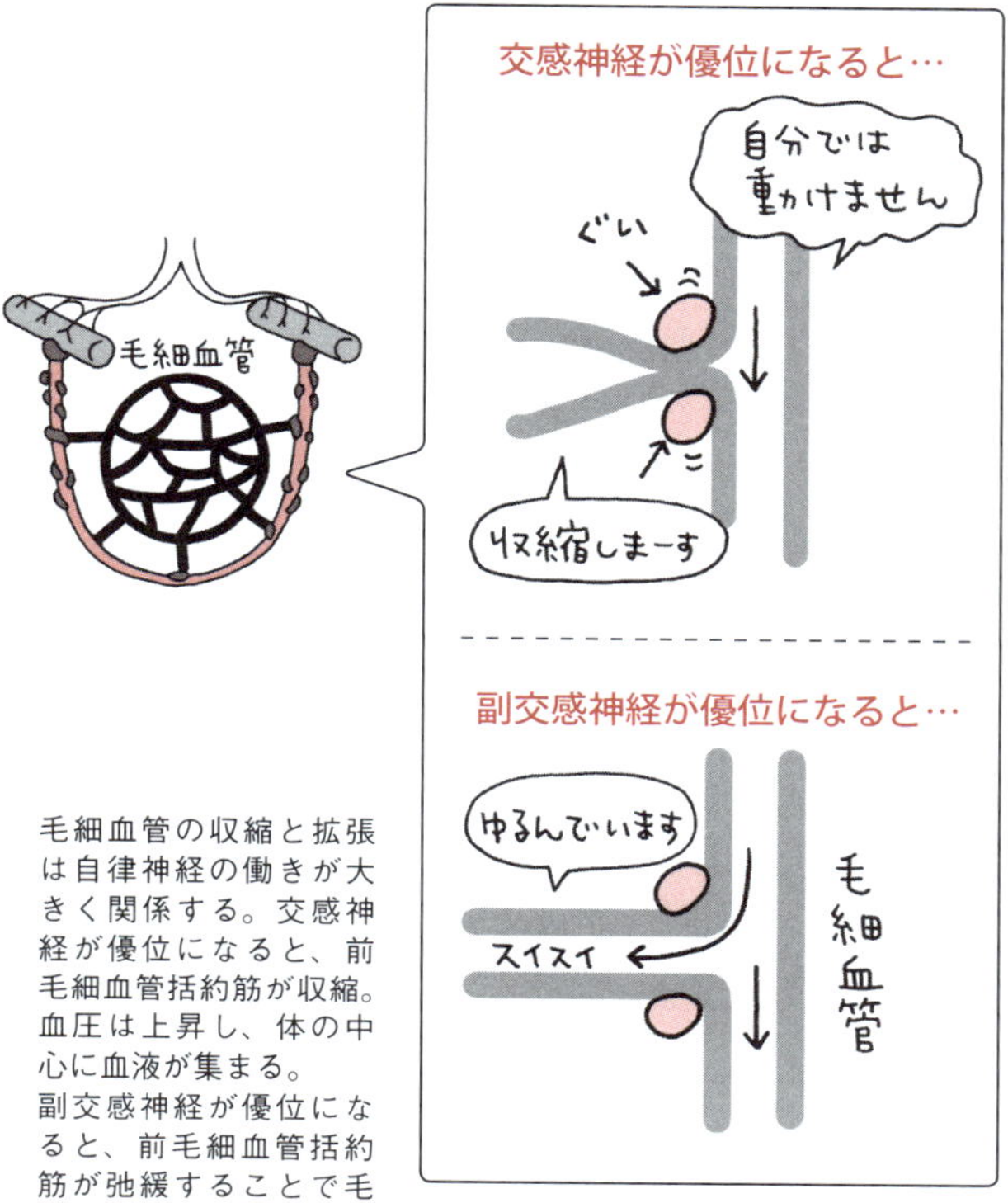

毛細血管の収縮と拡張は自律神経の働きが大きく関係する。交感神経が優位になると、前毛細血管括約筋が収縮。血圧は上昇し、体の中心に血液が集まる。
副交感神経が優位になると、前毛細血管括約筋が弛緩することで毛細血管に血液が流れ、体の末端の細胞まで酸素や栄養素が届けられる

今日から実践！「毛細血管トレーニング」

毛細血管と関係する体のしくみについて理解したところで、ここからはいよいよ実践編。毛細血管を増やすために最も効果的な「毛細血管トレーニング」について説明してきましょう。

「毛細血管トレーニング」とは、世界最先端のさまざまな研究をもとに、私が考案したメソッドです。

毛細血管という体内道路を整備し、そこを流れる酸素や栄養素、ホルモンや免疫細胞などを確実に一つひとつの細胞に届け、同時に不要なものを回収して、老けない、病気にならない体をつくることができます。

とはいえ、特別なことをするわけではありません。睡眠や入浴、呼吸法、運動、食事といった生活習慣をほんの少し見直すだけでいいのです。たかが生活習慣、と思われるかもしれませんが、毛細血管にいい習慣を取り入れれば体は変わっていきます。

「毛細血管トレーニング」は、３つのステップから成り立っています。
はじめのステップは、副交感神経を優位にすることです。副交感神経は毛細血管にとって非常に大切ですが、実は男性は30代から、女性は40代から下がってくることがわかっています。だからこそ副交感神経を優位にするよう意識して生活することが重要です。

そうして副交感神経が優位になれば、毛細血管がゆるんできます。この時間をキープするのが第２ステップです。

そのうえで、いよいよ血流をアップさせていくのが第３ステップ。体のすみずみまで酸素や栄養素が行きわたることを目的としています。

また、血流がアップすることにより、弱っていたゴースト血管がよみがえるとともに、毛細血管も増えていきます。

これから紹介する３ステップを続けていけば、毛細血管が増えるだけでなく、自律神経のバランスも整い、どんどん好循環がつくられていくことでしょう。

[毛細血管トレーニングの3ステップ]

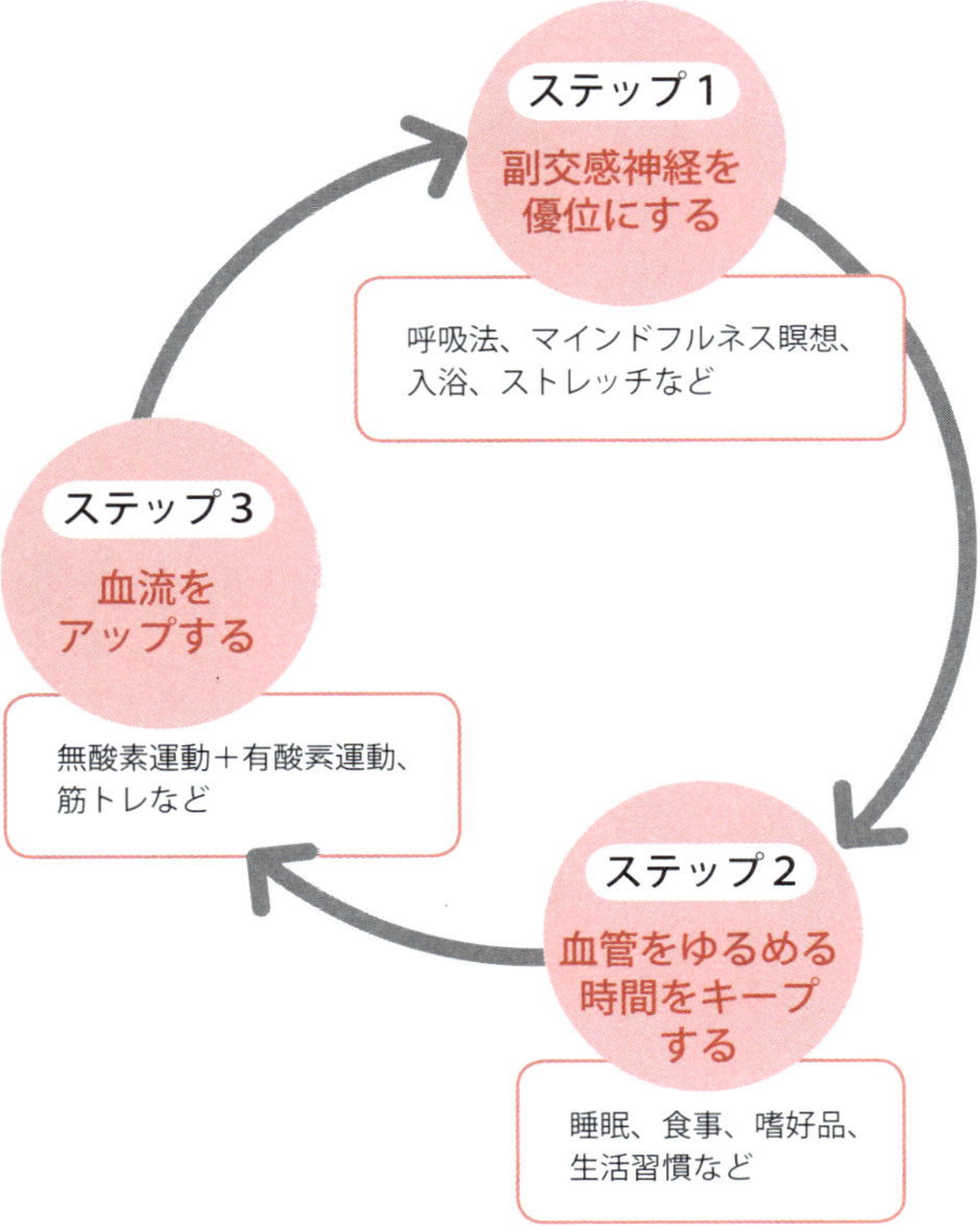

ステップ1　副交感神経を優位にする

自律神経を味方につける

自律神経は自分の意思では動かすことはできないと述べました。しかし、ひとつだけ自分で整えることができる方法があるのです。それが呼吸法です。胸腔内の横隔膜《おうかくまく》には自律神経のセンサーがあります。そこで横隔膜を呼吸でコントロールする、いわゆる腹式呼吸をすると副交感神経が活性化するのです。

緊張したときやイライラしたとき、深呼吸をすると気持ちが落ち着いてきますね。腹式呼吸をおこなうと副交感神経にスイッチが入り、リラックス効果が得られ、血管もゆるんで毛細血管に流れる血流も増えます。結果的に、血管の健康を保つこともできるのです。

普段、私たちは肋骨を開くことで肺をふくらませ、息を吸っています。これに対して腹式呼吸とは、胸をあまり動かさずにお腹をふくらませたりへこませたりしながら呼吸するものです。肺の底部を支えている横隔膜を下げて（お腹をふくらませて）息を吸い、お腹をへこませて息を吐きます。つまり、胸ではなく、お腹を意識しておこなう呼吸法ととらえてください。

腹式呼吸では「息を吐く」ことに意識をもっていきます。腹式呼吸のゆっくりとしたリズムを自分でつくったうえで、吸うほうのリズムを1としたら、吐くほうのリズムは2にしてゆっくりと吐くことがポイントです。この息を吐くときに胸腔内の自律神経のセンサーが働き、副交感神経が活性化されるのです。

［呼吸法が自律神経に作用するしくみ］

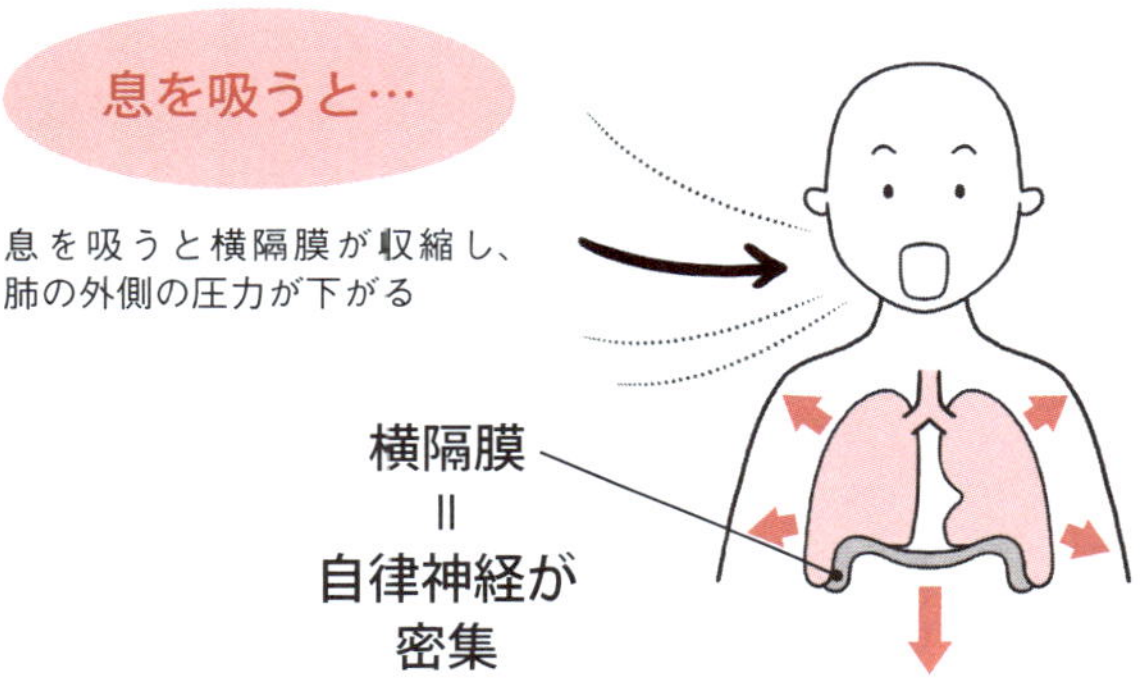
息を吸うと…
息を吸うと横隔膜が収縮し、
肺の外側の圧力が下がる
横隔膜
=
自律神経が
密集

腹式呼吸はいつおこなってもかまいません。一日のはじめにおこなうのもいいですし、日中おこなうのもおすすめです。

緊張しているとき、ストレスを感じているときは交感神経が優位になっています。交感神経が高ぶっている状態が続くと、夜の時間帯になっても副交感神経が優位になりにくいのです。そのため、毛細血管もゆるめにくくなってしまいます。忙しい毎日を送っている人は交感神経が優位になりがちですので、意識的に呼吸法を取り入れていきましょう。

息を吐くと…

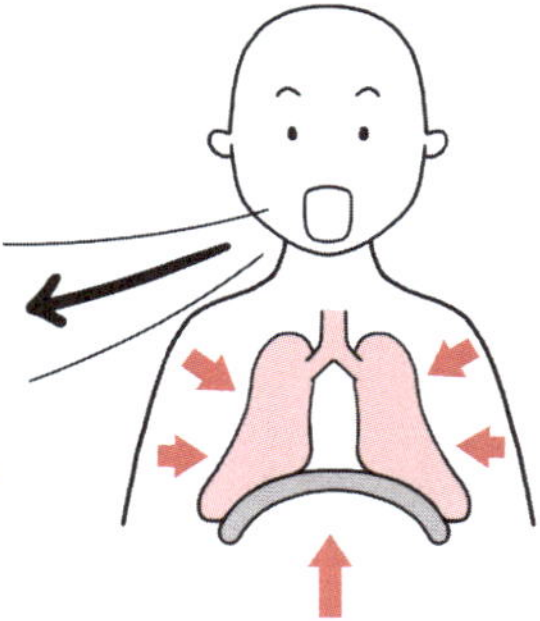

息を吐くと横隔膜がゆるみ、空気が肺から押し出される

ストレスや緊張があると横隔膜は上がったまま胸式呼吸となり１回の呼吸で入ってくる酸素の量も減る。ストレスが長く続くと、呼吸も浅くなり、やがて体に影響が出てくる。横隔膜には自律神経が密集しているので、深い呼吸を繰り返すことで、横隔膜を上下させて自律神経に刺激を与えることになり、次第に副交感神経が優位になり、自律神経のバランスが整っていく

ステップ1　副交感神経を優位にする

自律神経を整える「根来式呼吸法」

これから紹介するのは、私もかかわった、ハーバード大学医学部で自律神経と呼吸を検証した研究から生まれた腹式呼吸法です。リラクゼーション効果を高めるプログラムとして開発されました。横隔膜を大きく動かすことで、副交感神経のスイッチが入り、毛細血管がゆるみ、リラックス効果が得られます。

レベル1からレベル4までありますが、レベル1では軽めの腹式呼吸からはじまり、レベルが上がるにしたがって深い腹式呼吸ができるように、私がアレンジを加えました。レベル1からおこなってみて、慣れてきたらレベルにこだわらず、やりやすいものをおこないましょう。

眠れないときはもちろん、大事な会議やプレゼンの前、また過剰にストレスを感じているときなど、状況に応じて使い分けてみてください。頭のなかを一度空っぽにして、とにかく呼吸に意識を集中してみましょう。

［根来式呼吸法］

レベル１「軽い腹式呼吸」

❶姿勢を楽にして座る

❷お腹と胸の動きに意識を向け、ゆっくり深呼吸する

❸おへその上に軽く手を載せ、息を吸うときに数cmお腹がふくらむようにする

❹息を吐くときにお腹が数cmへこむことを感じとり、そのとき胸が上がることにも意識を向ける

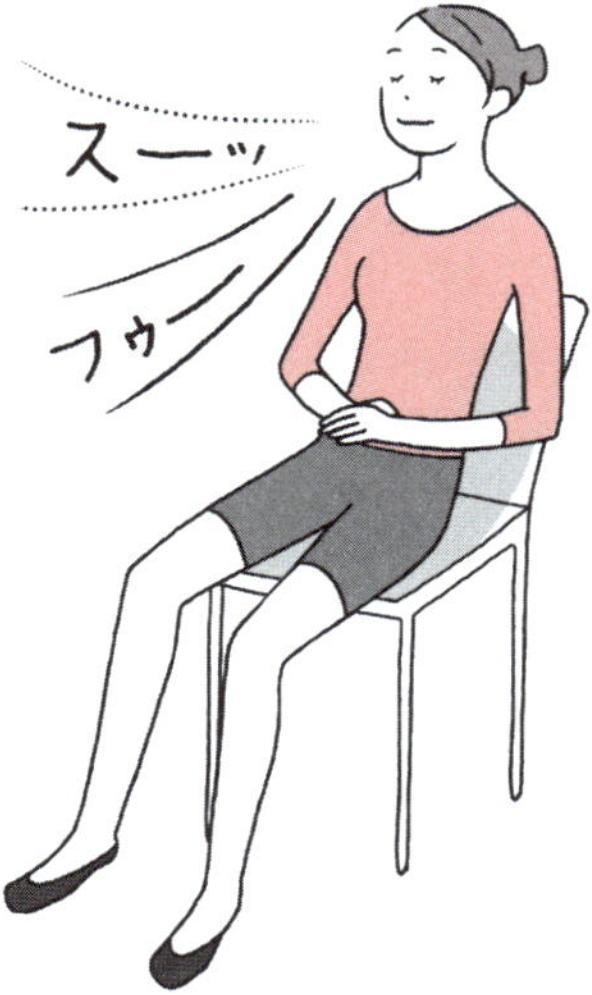

レベル２「深い腹式呼吸」

❶息を吸ったら10、吐いたら9というように1カウント減らしながら、10～1までカウントダウンして呼吸する

❷1になったときリラックスできていないと感じたら、もう一度繰り返す

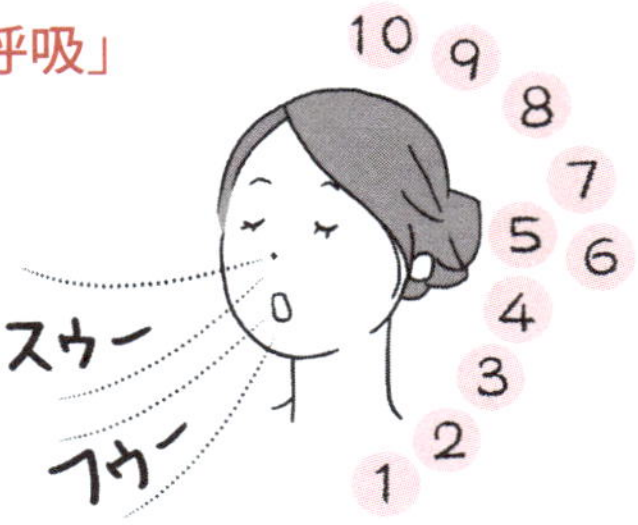

不眠やストレスに効く

レベル3「4・4・8呼吸法」

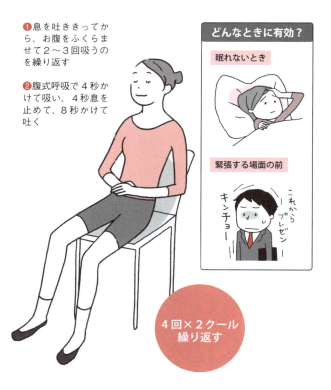

❶息を吐ききってから、お腹をふくらませて2〜3回吸うのを繰り返す

❷腹式呼吸で4秒かけて吸い、4秒息を止めて、8秒かけて吐く

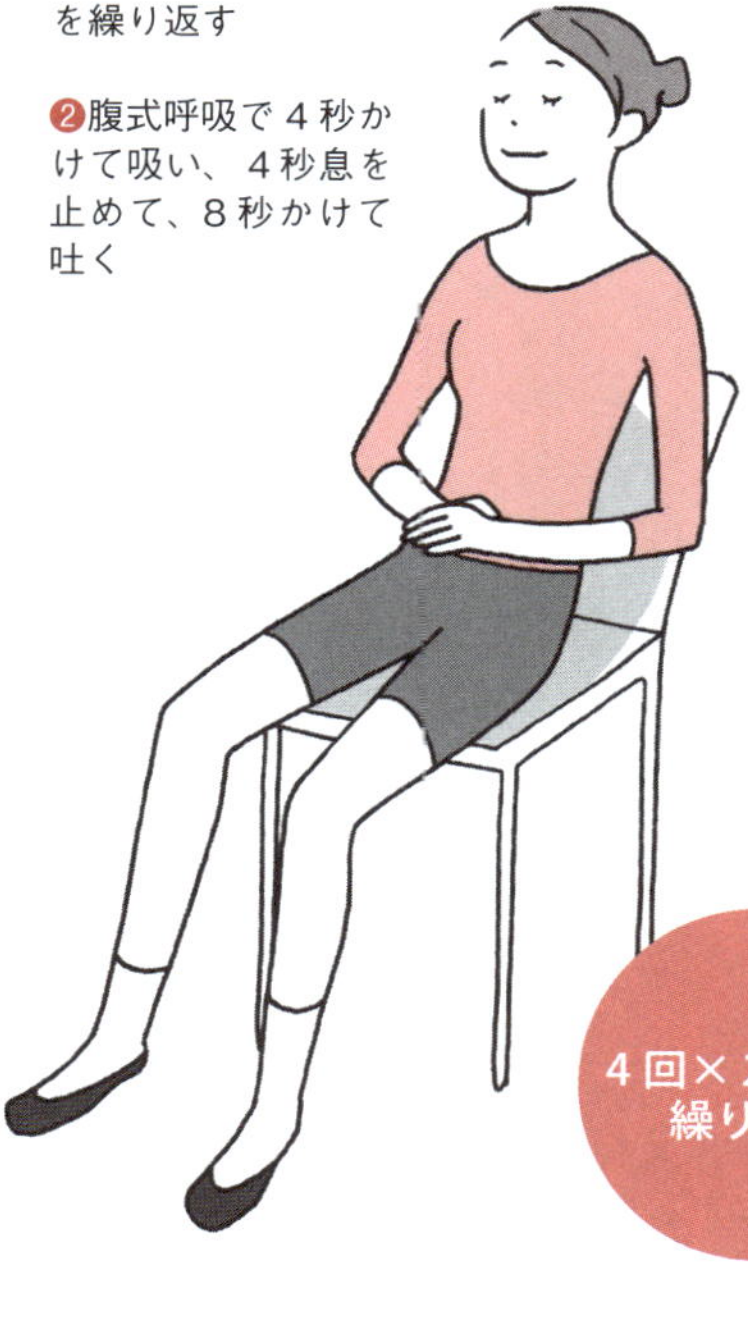

どんなときに有効？

眠れないとき

緊張する場面の前

4回×2クール
繰り返す

究極の腹式呼吸

レベル4 「10・20呼吸法」

ストレスや病気に強くなる！

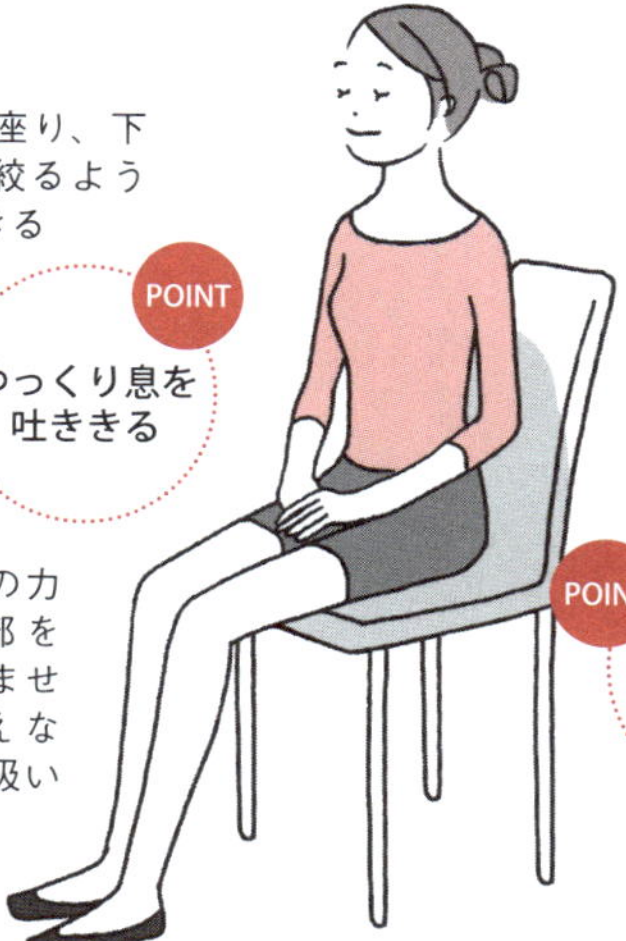

❶姿勢を正して座り、下腹部をゆっくり絞るようにして息を吐ききる

POINT ゆっくり息を吐ききる

❷下腹部と肛門の力を抜いて下腹部をゆっくりふくらませていき、10数えながら自然に息を吸い込む

POINT 下腹部とともに肛門も意識する

①〜③で約30秒×20〜40回（10〜20分）

POINT できるだけ呼吸だけに意識を集中する

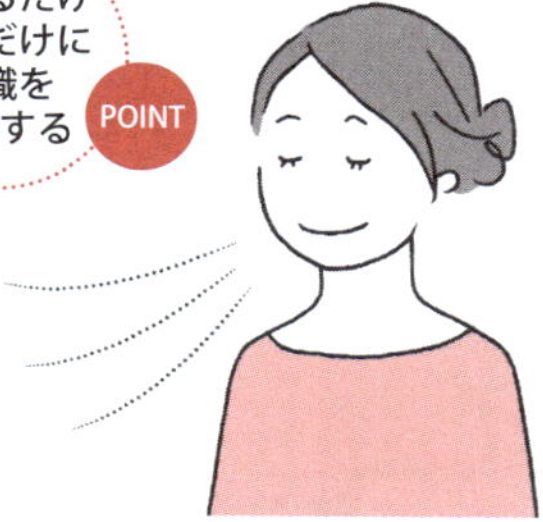

❸首から胸にかけてゆっくり力を抜きながら、自然に息を吐く。そのまま下腹部をゆっくり絞りながら、ゆっくり20数えて息を吐いていく。同時に肛門もゆっくりと閉じていき、そのまま息を吐ききる

ステップ1　副交感神経を優位にする

「マインドフルネス」で脳を休ませる

世界の一流企業などでストレス対処法として取り上げられ、近年注目を集めている「マインドフルネス」をご存じでしょうか。

瞑想法の一種で、その効果はビジネスだけでなく医学的にも実証されています。

ハーバード大学でも研究が進められており、記憶力をつかさどる海馬《かいば》が活性化したり、興奮する部分を抑えられたりと、脳に対してさまざま

[マインドフルネス前]

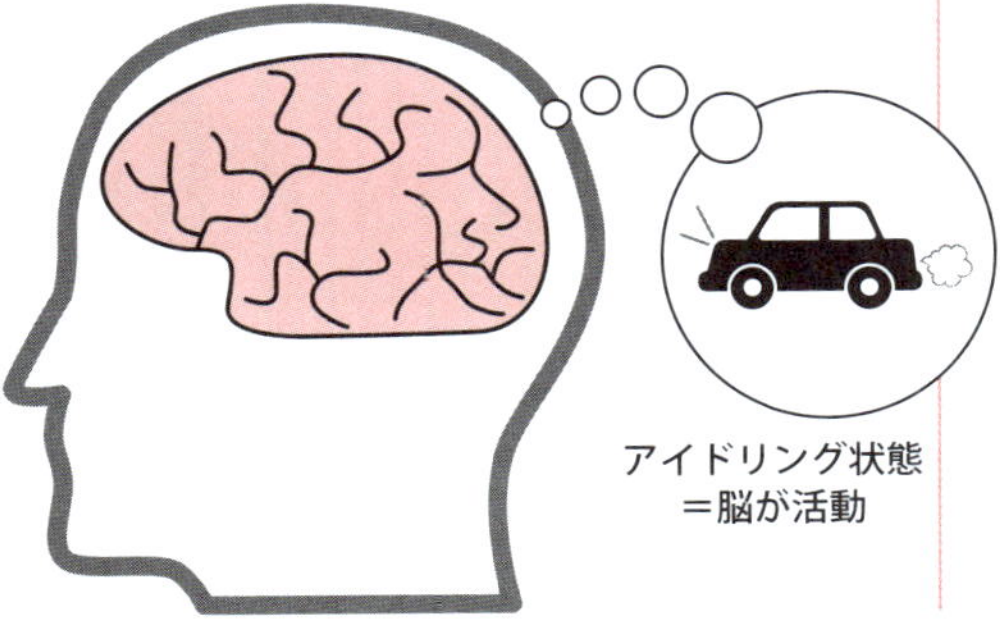

な効果があることがわかっています。

なかでも一番大きな効果は、脳の「デフォルト・モード・ネットワーク（DMN）」の活動を抑えられることです。

DMNは、前頭前野《ぜんとうぜんや》や帯状回《たいじょうかい》などからなる脳のネットワークで、安静時でもすぐに動けるよう、脳をアイドリング状態にしています。

私たちの脳は、会話や読書などで頭を意識的に使っていないときでも、常にDMNが働いています。そして車が走っていないアイドリング状態でもガソリンを消費してしまうように、DMN状態でも脳のエネルギー

［マインドフルネス後］

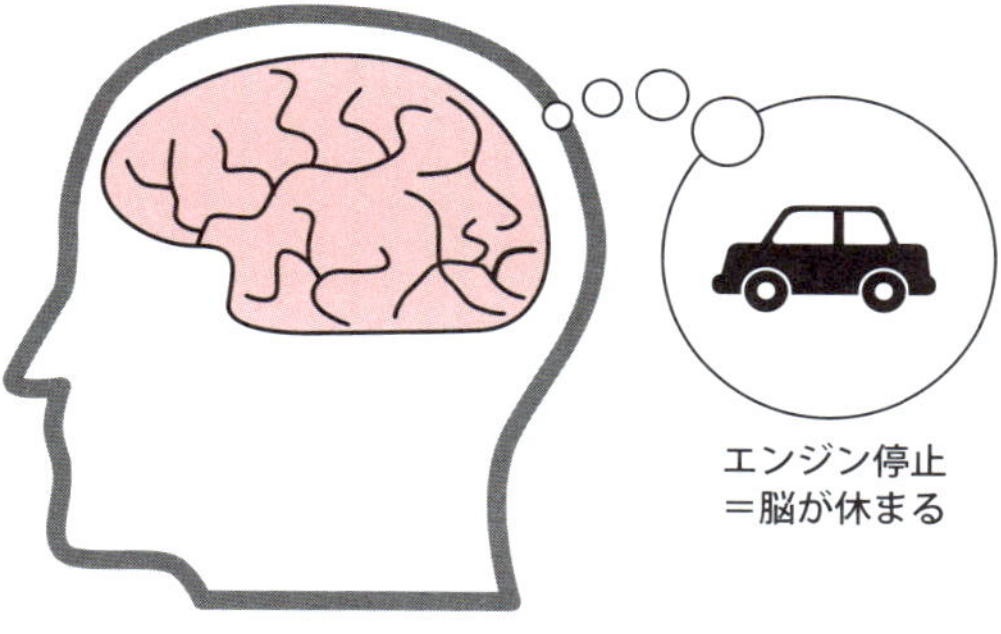

は消費されています。その活動量は脳全体の8割に及ぶというデータもあります。

このDMNの活動を抑えることによって脳を休め、それがストレス軽減につながるというわけです。

それだけではありません。自律神経を測るセンサーを使ってマインドフルネス前後の自律神経の状態を比較してみたところ、明らかにマインドフルネス後に副交感神経のほうが優位になっていたのです。つまり、マインドフルネスは毛細血管をゆるめるのにも役立つということです。

では、実際にマインドフルネス瞑想を体験してみましょう。

先ほど呼吸法のやり方を解説しましたが、マインドフルネスはそれとは少し異なります。呼吸には意識を向けるのですが、呼吸の数ではなく、「今、息をしている」ことそのものに意識を向けるのです。

まず姿勢を正してイスに座り、目を閉じます。そうして一度頭のなかの雑念を払います。それから呼吸に意識を集中します。ゆっくりと息を鼻から吸って、鼻から吐きます。このとき鼻や胸、お腹の動き、足裏などに意識を向けます。呼吸を1、2、3…とカウントしていくのもいいでしょう。

数が増えていくと今度はそちらに意識が向いてしまうので、10まで行ったらまた1に戻ります。こうして、「今、ここ」に意識を集中するのです。

やりはじめると、「昨日はああすればよかった」「明日は朝イチであれをやらないと」などさまざまな雑念が浮かんでくるものですが、その雑念は雑念として受け止め、今、呼吸をしている体の動きや呼吸のカウントに意識を向けます。私たちの心は、現在ではなく過去や未来につい揺れ動いてしまいますが、瞑想を通して今に集中できるようになっていくと感情に振り回されなくなり、物事を客観的にとらえられるようになっていきます。

このような座っておこなう方法以外に、歩きながらおこなうウォーキング瞑想もあります。歩きながら1歩1歩を1、2、1、2とカウントして意識を向けたり、右手、左手、右足、左足にセンサーがついているイメージで意識を向けます。

ポイントは今、ここに意識を集中すること。5分～15分程度でいいので、ぜひお試しください。

［マインドフルネス瞑想］

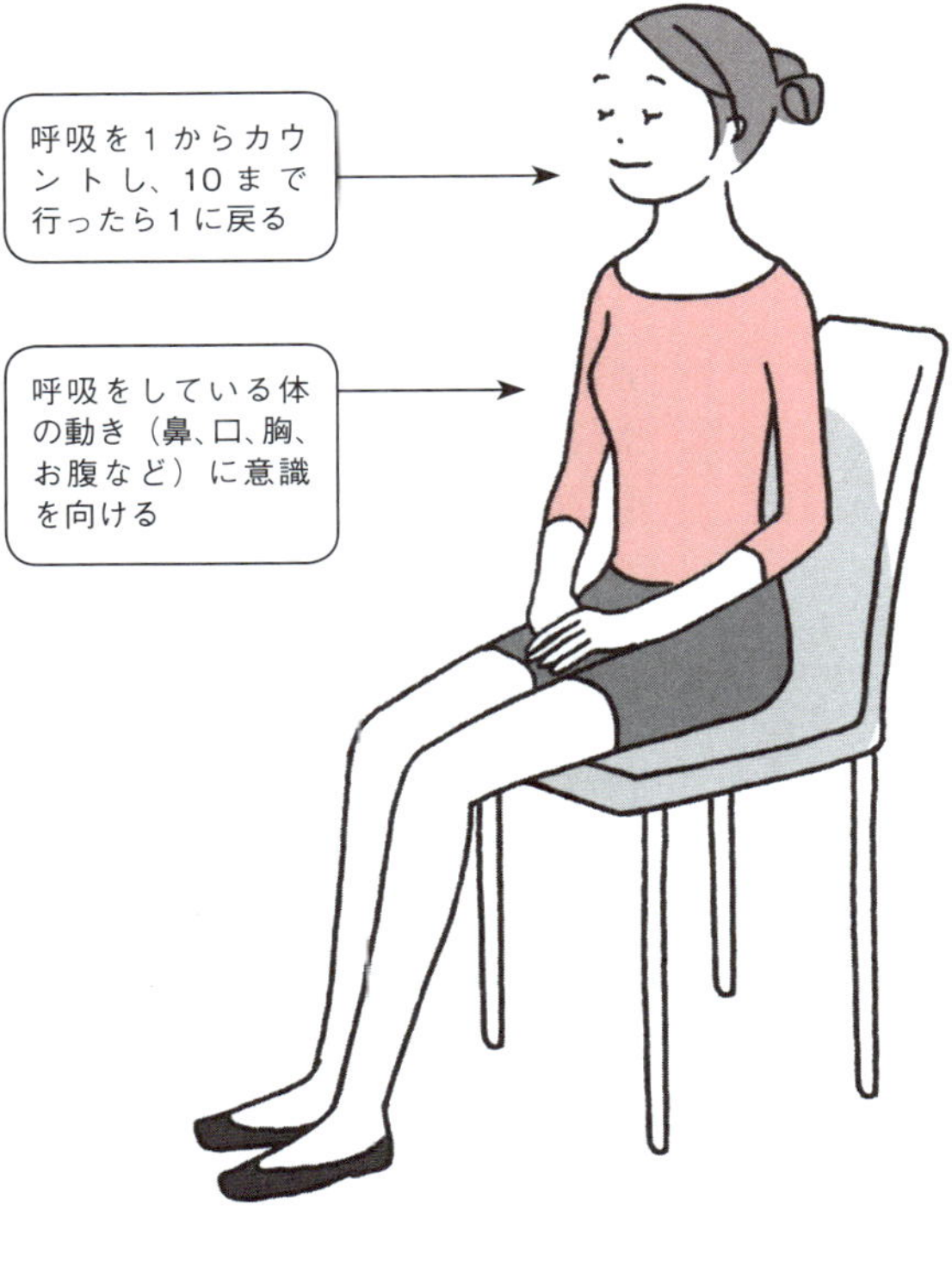

［マインドフルネスウォーキング］

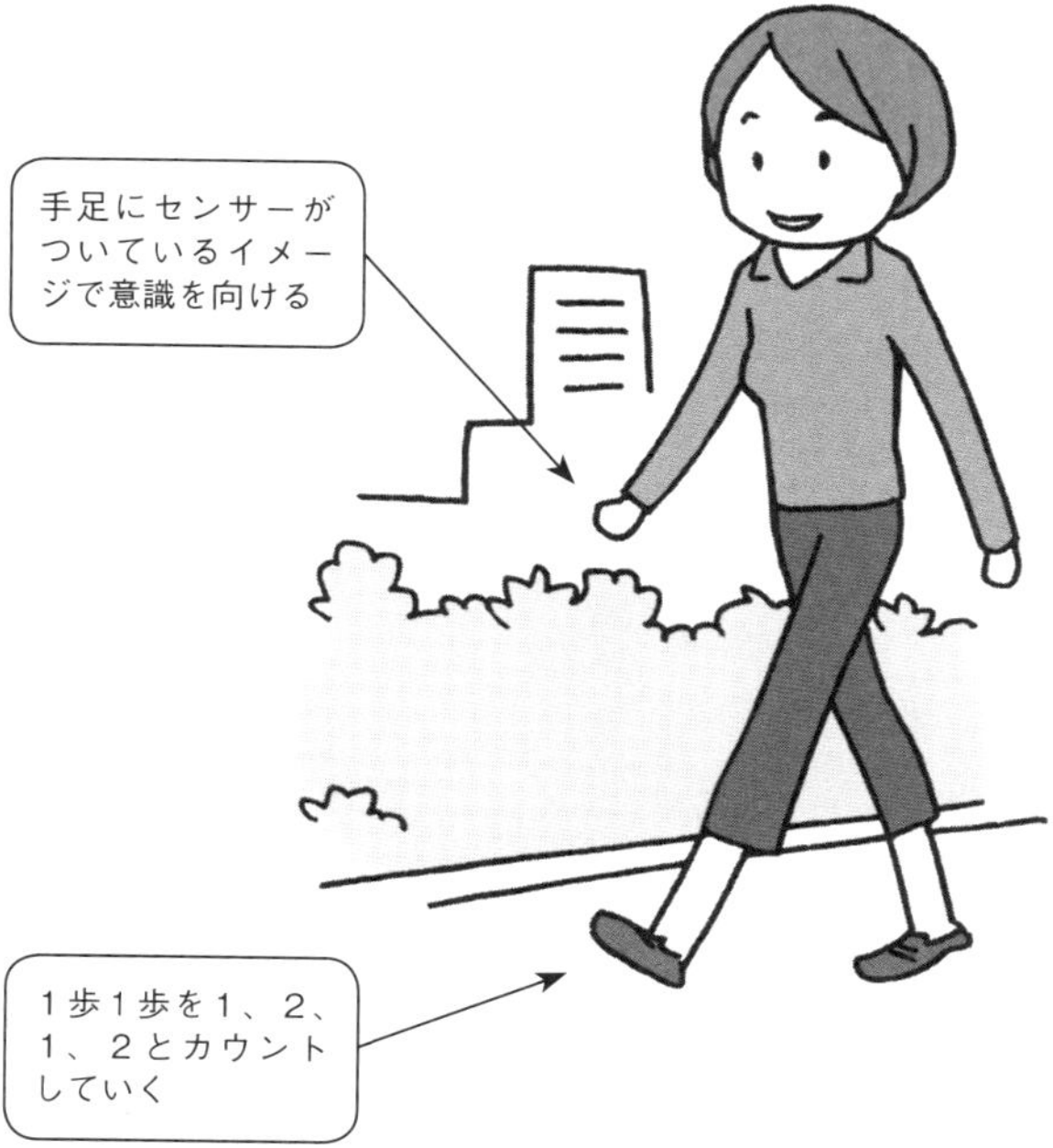
手足にセンサーがついているイメージで意識を向ける
1歩1歩を1、2、1、2とカウントしていく

ウォーキング瞑想は目を開いておこなうが、歩いている今の自分に意識を向けるので、周囲に注意が向かなくなりがち。交通量の少ない慣れた環境でおこなうようにする

ステップ1　副交感神経を優位にする

寝付きがよくなる入浴のコツ

入浴も、入り方次第で交感神経から副交感神経へとうまくシフトするようもっていくことができます。

そのためにはシャワーですませず、少なくとも10分は湯船に浸かりましょう。湯船のお湯の温度は38～41度くらいにします。

第1章で述べたように、毛細血管の働きのひとつに、体温の調節があります。入浴はこの働きとかかわっています。

熱すぎないくらいのお湯に浸かっていると、末梢の血流がよくなり、そこに血液が移動して、体の中心部の血液は少なくなります。その結果、体にたくわえられていた熱が下がり、深部体温が低下します。これが自然な眠気を催すのです。一方で、寝る直前に体が熱すぎると、かえって寝付きが悪くなってしまいます。入浴は寝る1時間前までにすませましょう。

入浴するときは、浴室と脱衣所の温度差をなるべくなくすことも大切です。浴室や脱衣所が寒いと、広がっていた血管が急に収縮し、血圧が上がってしまいます。交感神経が優位になるだけでなく、高血圧の方には危険が伴います。

また、サウナや水風呂も交感神経を優位にしてしまいます。夜、スポーツジムに行き、そこで入浴をすませるという人もいるかと思いますが、あまり無理はしないようにしましょう。なお、入浴後は部屋の照明を暗めにしておくと、睡眠に入りやすくなります。

さらに効果を高めたい場合は、入浴中に55ページで紹介した呼吸法をおこなったり、湯船のなかでストレッチするのもおすすめです。

筋肉を伸ばすことで血流をよくし、その状態を維持したまま睡眠に入れば、眠っている間におこなわれる体のメンテナンスもうまくいきます。

ここで紹介する「降圧ストレッチ」は、非常に簡単なストレッチですが、毛細血管をゆるめる効果があるため、高血圧の人にもおすすめです。

［降圧ストレッチで質のいい睡眠を］

手首のストレッチ

湯船に浸かった状態で左腕を伸ばし、もう片方の手で親指以外の指を押さえて10回程度手首を反らす。右手も同様におこなう

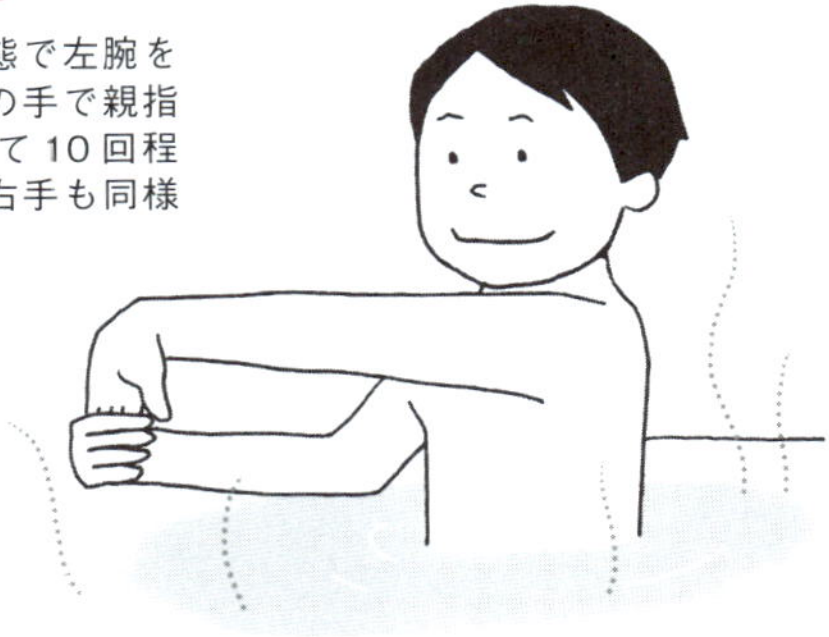

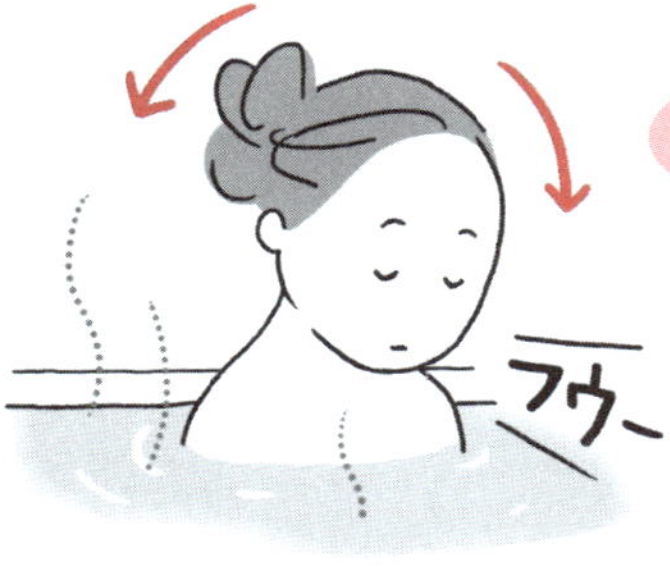

首のストレッチ

息を吐きながら、首をゆっくり前に倒したあと、ゆっくり後ろに倒す。次に首を前から左回りにゆっくり大きく回し、同様に右回りに大きく回す。これをそれぞれ3周おこなう

ステップ1　副交感神経を優位にする

血管に効く！　お風呂上がりのストレッチ

入浴中だけでなく入浴後のストレッチもおすすめです。ここでは下半身のストレッチを紹介しましょう。入浴後に呼吸をしながらゆっくりおこなうことで、副交感神経が優位になり、毛細血管をゆるめるのに役立ちます。

長時間座っていることが多い現代人は、股関節が凝り固まりがちです。股関節が硬いと、歩幅がせまくなり、歩いていても小さな段差につまずきやすくなったり、姿勢が悪くなってきたりします。

入浴後は、関節がやわらかくなっているので、関節の可動域いっぱいまで伸ばすことができます。最初は思うように伸ばせないかもしれませんが、毎日5分ずつでも続けることが大切です。続けていくうちに少しずつ可動域が広がり、肩こりや腰痛の改善、ひいては姿勢もよくなってくるでしょう。

[毛細血管をゆるめる「降圧ストレッチ」]

[入浴後のストレッチ　レベル1]

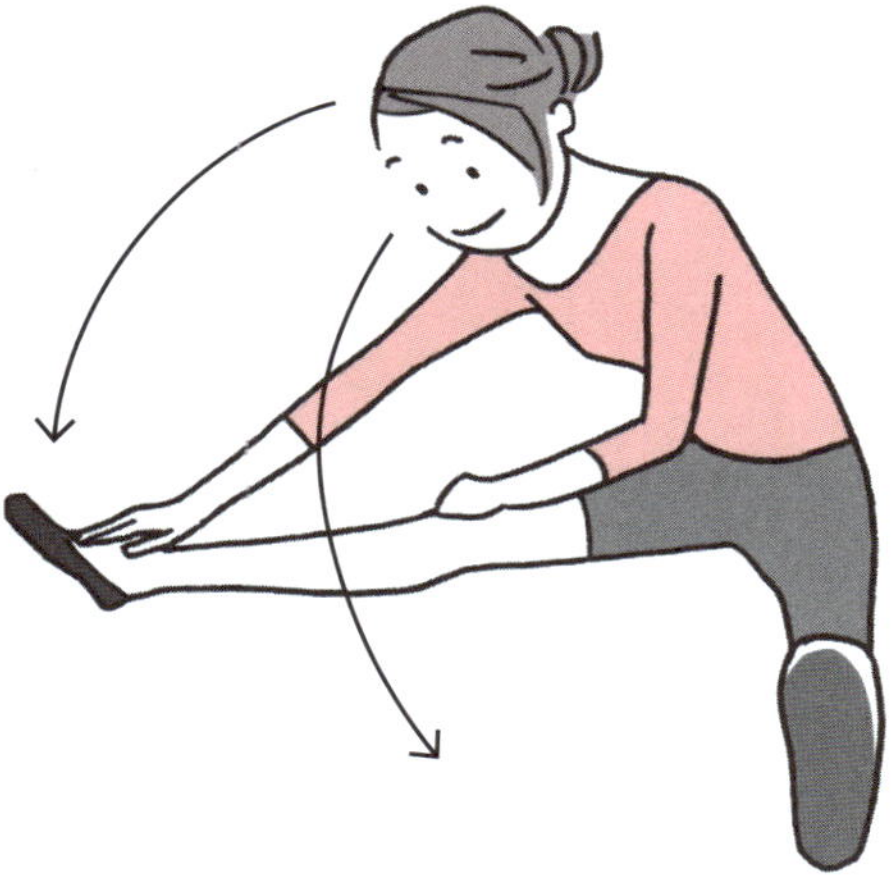

❶床に座り、両脚を無理のない範囲で開く。まず前屈して腰や背中を伸ばす

❷背筋を伸ばしたまま、右脚にお腹をつけるようなつもりで体を倒す。次に同様に左脚のほうにも体を倒す。つま先を自分のほうに起こすようにするとよい。5～10回程度、無理のない範囲でおこなう

［入浴後のストレッチ レベル2］

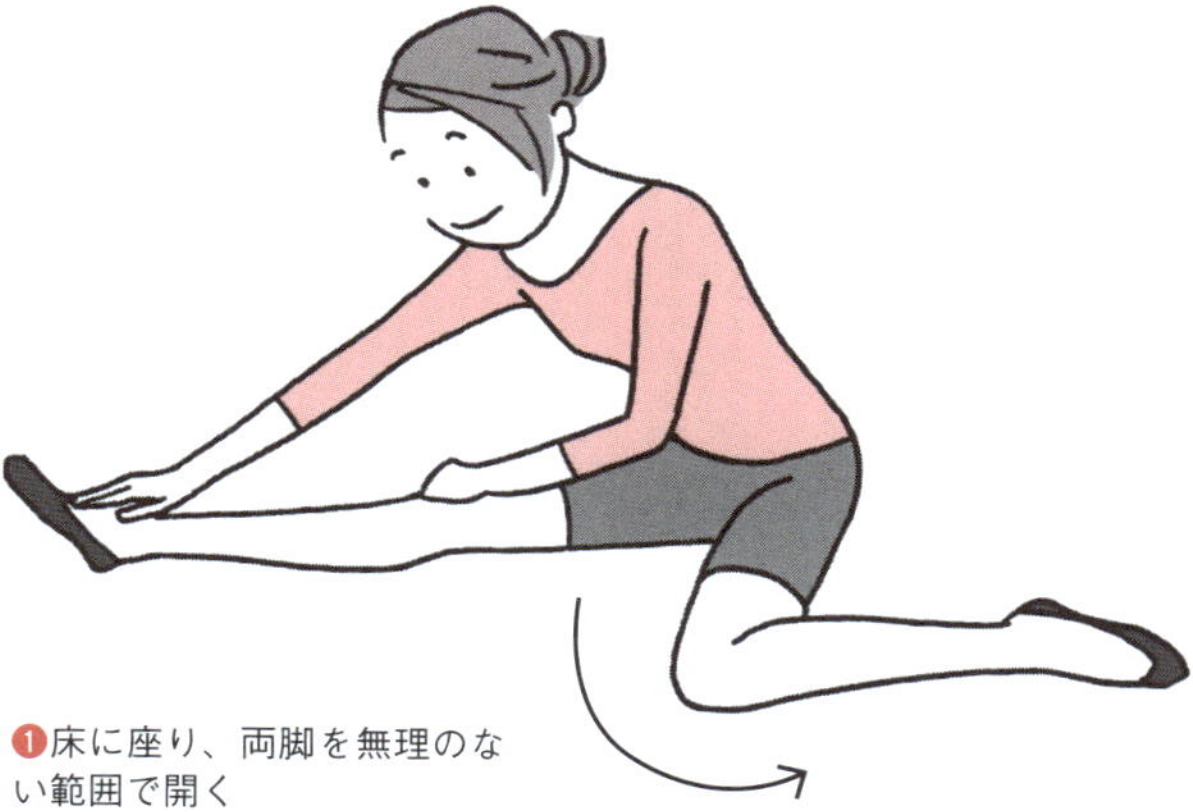

❶床に座り、両脚を無理のない範囲で開く

❷息を吐きながら、左脚だけをゆっくり曲げて、左太ももの前面の筋肉を伸ばすことを意識する。反対の脚も同様に。5〜10回程度、無理のない範囲でおこなう

痛みを感じると体が緊張し、かえって交感神経が優位になってしまうので注意

ゆっくり
呼吸しながら筋肉が
伸びて気持ちがいい
ところで止めて
10秒キープ

ステップ2 血管をゆるめる時間をキープする

私たちが眠っているとき、体は働いている

毛細血管をゆるめるのに最適な時間、それはズバリ睡眠中です。

その最大のポイントは、自律神経をうまく使うこと。なかでもリラックス時に優位になる副交感神経の働きを高め、質のいい睡眠にもっていくことが大切です。

そのためには一日の過ごし方を見直し、体内リズムを整えることからスタートする必要があります。そして夕方以降は、日中優位になっていた交感神経からリラックスモードの副交感神経にスイッチがスムーズに切り替わるようにします。

副交感神経の働きが高まると、毛細血管もゆるみます。毛細血管がゆるめば、昼間に血中に入った栄養分や酸素、あるいは睡眠中に潤沢に分泌されるホルモンが末梢まで行きわたり、体のメンテナンスも十分におこなわれると

いうわけです。

これを夜間の道路工事にたとえてみましょう。

質のいい睡眠がとれていると、寝ている間に傷ついた細胞を修復するなど、体のメンテナンスを十分におこなうことができます。

実際にメンテナンス（工事）をしている現場が、毛細血管の内膜にある内皮細胞だとしましょう。内皮細胞にメンテナンスに必要な酸素や栄養素、ホルモンなどの材料を届けているのは、毛細血管を流れる血液です。このメンテナンスをおこなうには、

・酸素や栄養素、ホルモンがある
・そのルート（毛細血管）が整っている
・工事をおこなうのにふさわしい時間帯（夜）に材料がきちんと届けられる

という条件が揃っていなければなりません。

工事が終わらないまま、あるいはできないまま、朝を迎えてしまうと、昼間、ボコボコの道路を使わなければならなくなりますね。だからこそ、夜眠っている間に工事を完了させなければならないのです。

［体のメンテナンスは"夜"おこなわれる！］

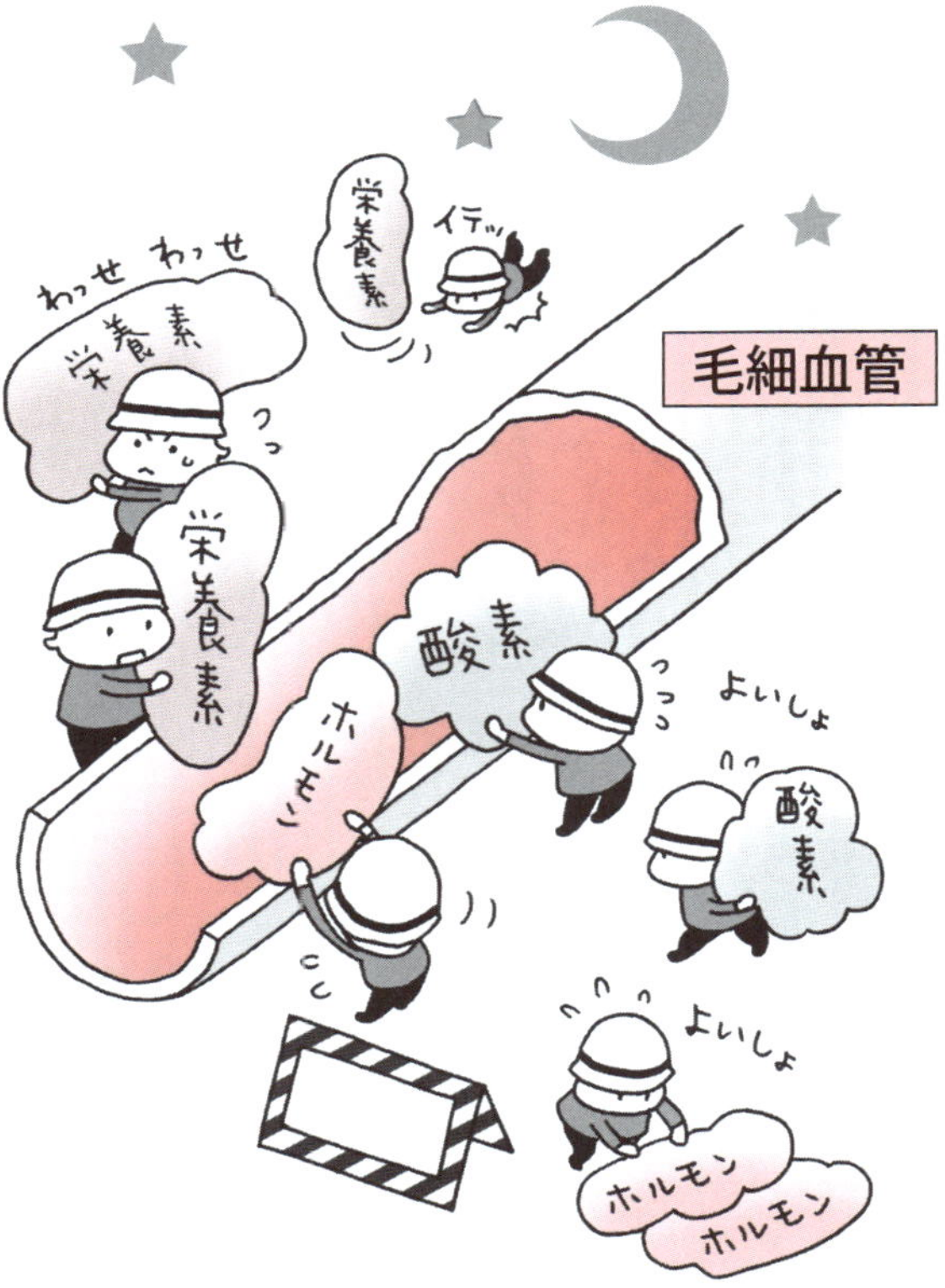

夜、副交感神経が優位になり毛細血管がゆるむと、栄養分や酸素、ホルモンが末梢まで十分に行きわたる

ステップ2 血管をゆるめる時間をキープする

体は夜、若返る

睡眠医学は私の研究テーマのひとつです。睡眠は単なる休息時間だと思われがちですが、研究により体が積極的にメンテナンスをおこなっている時間であることがわかってきました。

私たちの体は約60兆個もの細胞で成り立っています。そして昼間傷ついた細胞は夜眠っている間に修復され、新しい細胞を生み出しています。睡眠中に活性化する免疫細胞もあり、私たちの体を病気から守っています。

また、夜の時間帯には、体の再生に必要な材料、ホルモンなども分泌されます。ホルモンが分泌される条件はそれぞれのホルモンによって異なりますが、タイミング次第ではホルモンの分泌量が減ってしまうこともあります。

今は昼夜を問わず活動できる時代ですが、私たちの体に備わったしくみはそうではありません。このしくみに逆らわないことが健康への第一歩です。

ステップ2　血管をゆるめる時間をキープする

「長く寝る」よりも「いつ寝るか」が大切

近年、睡眠不足が借金のように積み重なって体の不調を引き起こす「睡眠負債」が話題になりましたが、日本人は世界的に見ても睡眠不足の人が多いといわれています。

そうした情報が飛び交っているせいか、「健康のためにはとにかく長く寝ればいい」と誤解している人が少なくありません。しかし、毛細血管を増やす睡眠にはちょっとしたコツがあります。

そのひとつが、眠る時間帯。先ほど、眠っている間に分泌されるホルモンがあると述べましたが、それらのホルモンの特徴を活かした眠り方をするのです。

そこで私がおすすめするのは、「夜11時就寝〜朝6時起床」です。

夜11時に就寝すると、寝入りばなの1、2時間後あたりに、アンチエイジングホルモンである成長ホルモンの分泌がピークになります。

また、「睡眠ホルモン」と呼ばれるメラトニンが分泌されることで、眠気を催します。

メラトニンが分泌されるためには、朝日をしっかり浴びてメラトニンの原料となるセロトニンを分泌させる必要があります。

メラトニンのスイッチが入り、約15時間後にメラトニンの分泌がスタートすることがわかっていますから、起床を6時とすると、メラトニンの分泌は午後9時頃になります。

眠気が来て夜11時に就寝すると、メラトニンの分泌のピークになるのは分泌がはじまった数時間後なので、ちょうど午前1時頃には、成長ホルモンとメラトニンの分泌のピークが重なることになります。

この「ゴールデンタイム」を利用すれば、体の再生工場は効率よく稼働でき、体のメンテナンスがしっかりとなされるというわけです。

効率よく体内のメンテナンスをおこない、血管をゆるめる時間をキープするには、夜11時就寝、遅くとも0時までには眠りにつくようにしましょう。

[“血管をゆるめる”ゴールデンタイム]

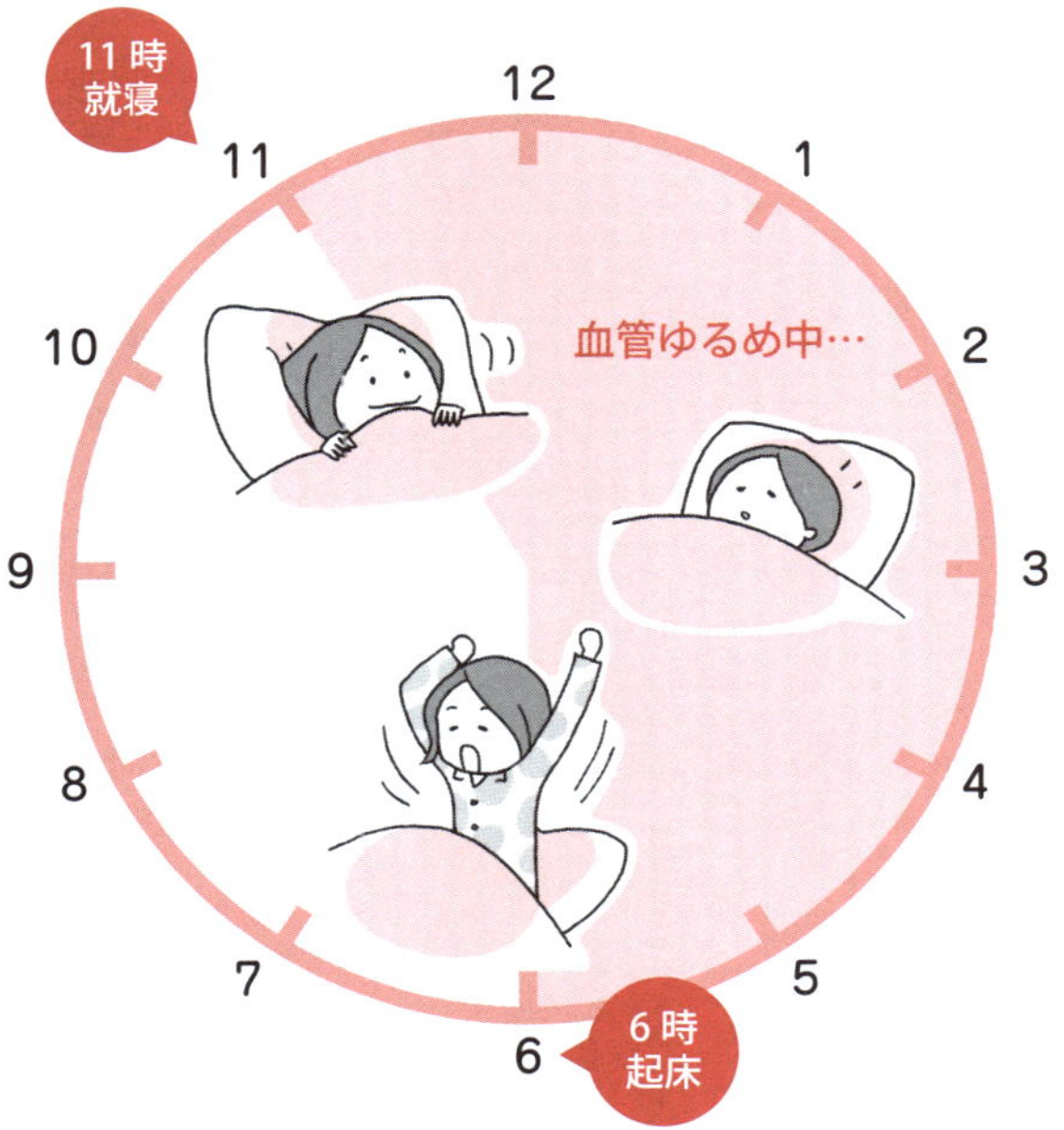

夜11時就寝、朝6時起床はメラトニンと成長ホルモンを最も効率よく分泌させる。このゴールデンタイムを利用して、血管をゆるめる時間をキープしよう

ステップ２　血管をゆるめる時間をキープする

長生きできる睡眠時間は７時間

仕事や勉強で忙しい人が少しでも時間を確保するためには、どこを削ればいいか――そのターゲットになりやすいのは、なんといっても睡眠です。実際、短時間睡眠をテーマにした本も多数出版されています。

しかし、繰り返しお話ししているように、睡眠は単なる休息時間ではなく、老けない、病気にならない体をつくるために、さまざまなことをおこなっている時間、つまり「体の再生工場」がフル稼働する時間です。このような視点で考えると、短時間睡眠はナンセンスです。

第一に、４時間、５時間といった短時間睡眠では、「体の再生工場」での十分な作業時間がとれません。眠っている間に体の再生や修復がきちんとおこなわれるようにするには、７時間睡眠がベストです。

第二に、短時間睡眠により、体内リズムが崩れる可能性が高いことがあげられます。私たちの体には、体内時計が備わっており、体内時計は太陽光によって誤差を調整しているのですが、朝、光を浴びることがないとその誤差を調整することができません。

血流をコントロールする自律神経は、体内時計の影響を受けています。交感神経が優位になると血管が収縮し、副交感神経が優位のときは拡張します。この血管を拡張すべきときに、それができなくなってしまうと、血管という道路がせばまってしまい、メンテナンスが追いつかなくなります。その結果、病気や不調を招いてしまうことになるのです。

[睡眠時間と死亡危険率の関係]

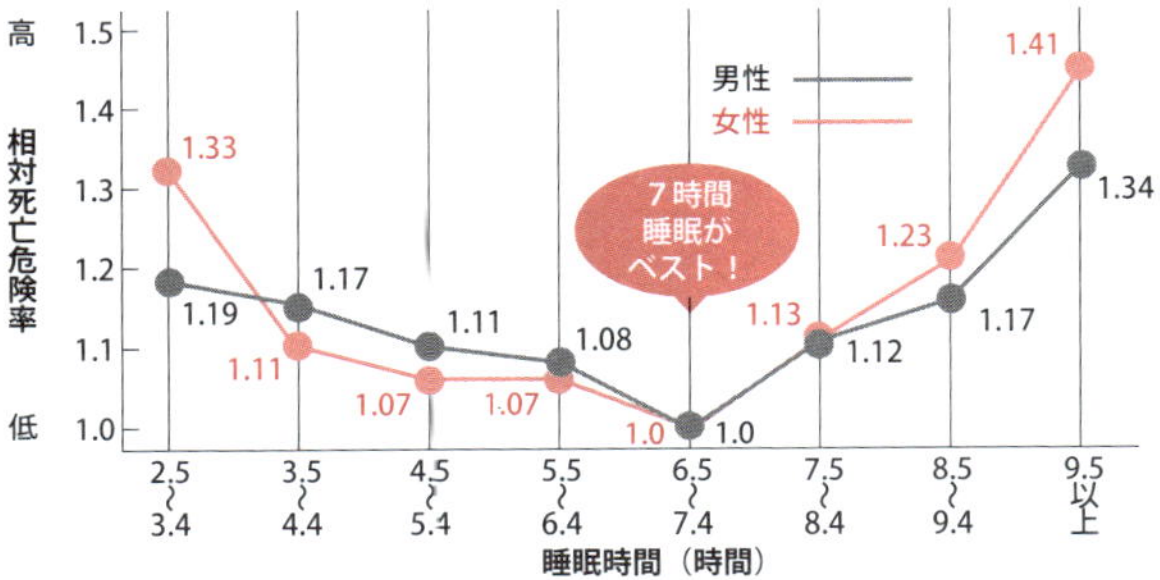

6.5～7.4時間睡眠の場合の死亡率を1としたときの死亡危険率。それよりも睡眠時間が短くても長くても、死亡率が高くなる

カリフォルニア大学で実施された調査（1982～1988年）。
Kripke DF.et al:Arch Gen Psychiatry 59:131-36,2002

ステップ２　血管をゆるめる時間をキープする

短時間睡眠、シフトワーカーの対処法

睡眠が大切なのはわかっていても、忙しくて徹夜してしまうこともあるでしょう。そんなときのポイントは、できるだけ起きる時間を一定にすることです。

例えば、普段夜12時に寝て朝7時に起きるという7時間睡眠の人が、忙しくて3時間しか睡眠がとれなかったとします。その場合、夜12時に寝て朝3時に起きるのではなく、朝4時に眠り3時間後の7時に起きるのです。

なぜかというと、光と食事のタイミングによって、体内時計がリセットされるからです。起きる時間が一定ならば、太陽の光を浴びるタイミングや食事のタイミングも同じになり、体内リズムが一定に保たれます。

休日にはいつもより遅く起きたり、睡眠不足にならないよう寝だめをする人もいるかと思います。しかし、たっぷり眠った翌日、かえって朝からボーッ

としてしまうことはありませんか。これは体内リズムが乱れてしまっているのです。

睡眠は、借金の返済はできるのですが、貯金はできません。体内リズムを乱さないためには、休日でも毎朝同じ時間に起きることが大切です。もし長く寝たい場合は、起きる時間はいつもと同じにして、早寝するようにしてください。

夜も働いているシフトワーカーの人の睡眠のポイントは、寝るときにできるだけ部屋を真っ暗にすることです。少々の光でも、メラトニンの産生に悪影響を及ぼすことがわかってきているので、遮光カーテンやアイマスクを使って、光がなるべく入らないようにするといいでしょう。

反対に目覚めを促したいときは、光を利用する手もあります。

朝起きたとき、脳に覚醒のスイッチを入れるために、閉め切っていたカーテンを開けるようにしてください。また、目を覚ますためにコンビニエンスストアなど明るい場所に行くのもおすすめです。

［短時間睡眠せざるを得ないときの対処法］

普段は夜 12 時就寝、朝 7 時起床の人が
3 時間しか睡眠時間を確保できない場合

POINT 起床時間を一定にする

○ 朝 4 時就寝、朝 7 時起床

× 夜 12 時就寝、朝 3 時起床

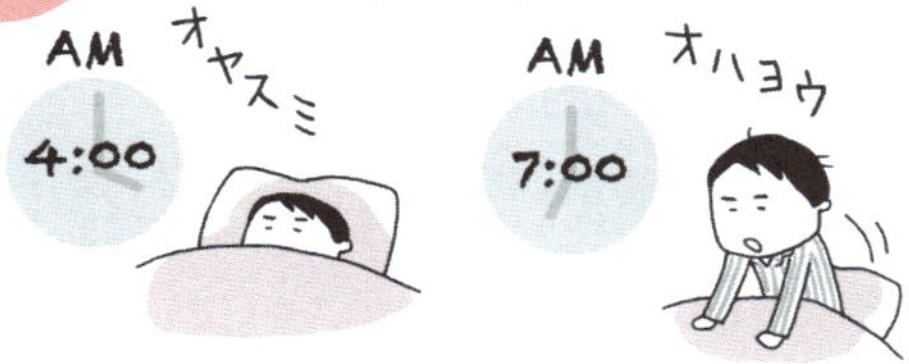

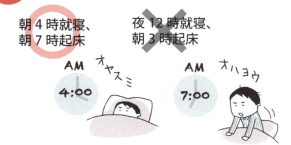

起きる時間を一定にすることで、太陽の光を浴びるタイミングや食事の時間も一定になり、体内時計がリセットされる

夜勤がある人は…

POINT 目を覚ますために人工の光を利用する

起きたらすぐコンビニへ！

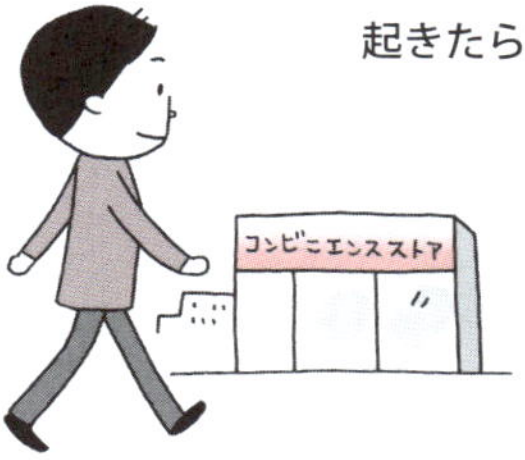

朝、太陽の光を浴びることができない場合は、人工の明るい光を浴びることで代用になる。特にコンビニの照明は１０００～２０００ルクスあり、目を覚まさせるのに最適

ステップ2 血管をゆるめる時間をキープする

「早起き早寝」が薬いらずの体をつくる

最近になってようやく、睡眠は血圧に影響しているといわれるようになってきました。高血圧はリスクが高い人でない限り、生活習慣を変えればかなり改善されるはずです。

私が高血圧の患者さんに指導するとき、まずは「朝起きる時間を一定にすること」で、体内リズムを整えるようお伝えしています。

体内時計を整えるには「早寝早起き」ではなく、正確には「早起き早寝」。

[不眠が続くと高血圧の発症リスクはアップする]

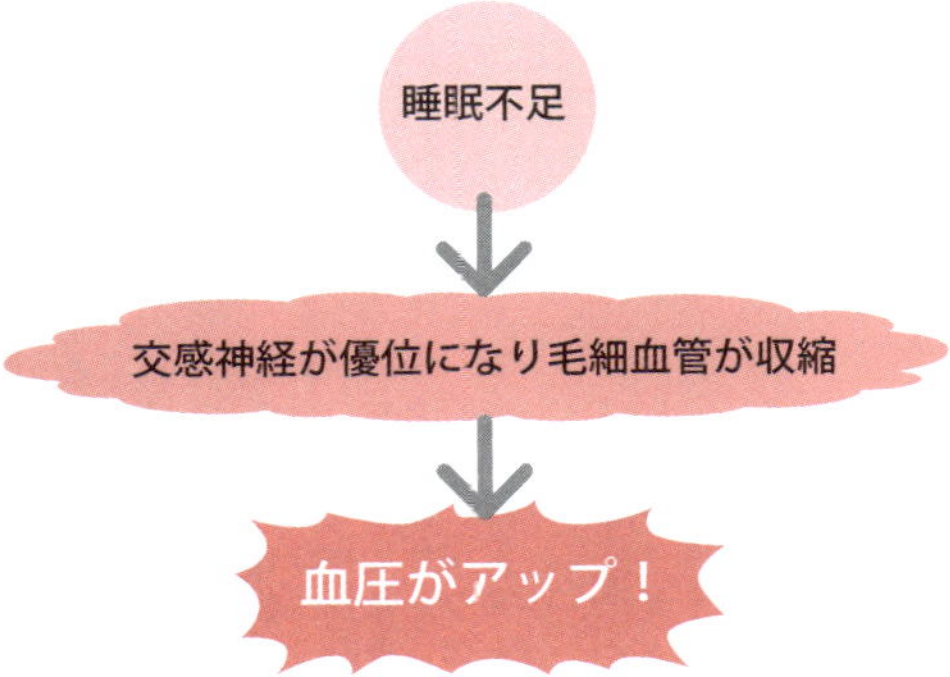
睡眠不足
交感神経が優位になり毛細血管が収縮
血圧がアップ!

毎朝一定の時間に起き、体内時計のスイッチをオンにすることが最も大切なのです。

次に睡眠の質と量を整えるようにアドバイスします。働き盛りの世代は特に、睡眠のサイクルがずれていることも影響します。これも「睡眠不足はよくない」といった単純なことではありません。何時間寝ているか、どの時間帯に寝ているか、質のいい睡眠を得るための日中の過ごし方、夕方以降の体のもっていき方など、一つひとつの習慣が大きくかかわってきます。

こうして生活を変え、体内リズム

［高血圧の患者には不眠症も多い］

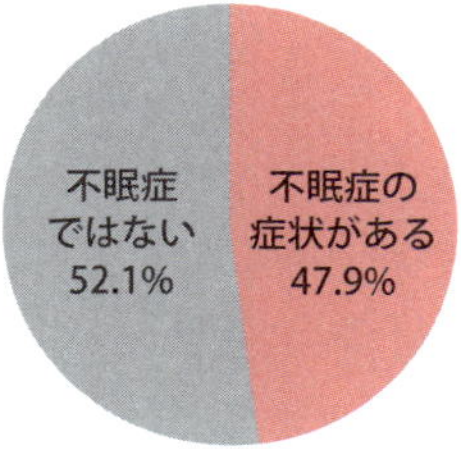

Prejbisz A. et al:Blood Press 15(4):213-219,2006 より改変

高血圧患者を対象としたポーランドの調査によると、患者の約半数に、不眠症の症状が見られた

が整ってくると、薬を飲まなくても血圧が下がってくる人はかなりいます。実際、私の患者さんでこのような指導をしただけで高血圧が改善してしまった方をたくさん見てきました。

「生活習慣を変えて健康に」と言葉にしてしまえば、使い古されたように感じる方もいるかもしれません。しかし、突き詰めればこれが王道なのではないでしょうか。

患者さんのことを本当に考えたら、生活指導からスタートし、そこに力を注ぐ。そのうえで、必要な患者さんには薬を処方する、というのが私のスタンスです。

人間の体が本来持っている力を十分引き出すこと。それを活かさない手はないのではないでしょうか。

病院に行く前に、私たちができることはたくさんあります。そのひとつが生活習慣の改善です。ぜひこの本で、運動や睡眠、食事といった生活習慣の重要性に気づいていただきたいと思います。

ステップ2　血管をゆるめる時間をキープする

食事のタイミングも重要

食事には、体に必要な栄養素を摂取する以外に、体に備わっている体内時計をリセットしたり、ホルモン分泌のスイッチを入れる働きがあります。起きる時間を一定にしたほうがいいのと同様に、食事の時間も一定にすることで、体内時計を整えることができるのです。

また、成長ホルモンの３割は運動時と空腹時に分泌されるので、成長ホルモンを出し、体の新陳代謝を高めるには、空腹の時間をつくることが大切です。食事と食事の間隔は５時間くらいになるのが理想的です。一日２食では間隔が空きすぎ、一日５食では成長ホルモンが分泌されなくなりますから、そう考えると一日３食で間食なし、というのが一番です。

昼食と夕食の間が空きすぎてしまう人は、夕食を分けるのがおすすめです。

最近の研究で、時計遺伝子のなかのひとつ、BMAL1《ビーマルワン》が摂取した糖質を脂肪に変える働きのある酵素を増やすことがわかってきました。ＢＭＡＬ１はたんぱく質を分泌していますが、その分泌が多いときに糖質をとると、太りやすくなるのです。

ＢＭＡＬ１は朝６、７時くらいから午後３時くらいまでは低い値が続きます。その後徐々に上がりはじめ、夜１０時から夜中の２時くらいにピークを迎えると、徐々に下がっていきます。つまり、ＢＭＡＬ１の高い時間帯に糖質をとらないようにすると、肥満を防げるというわけです。肥満は高血圧や動脈硬化を招くため、食事のタイミングもまた重要なのです。

［食べる時間によって太りやすさは変わる］

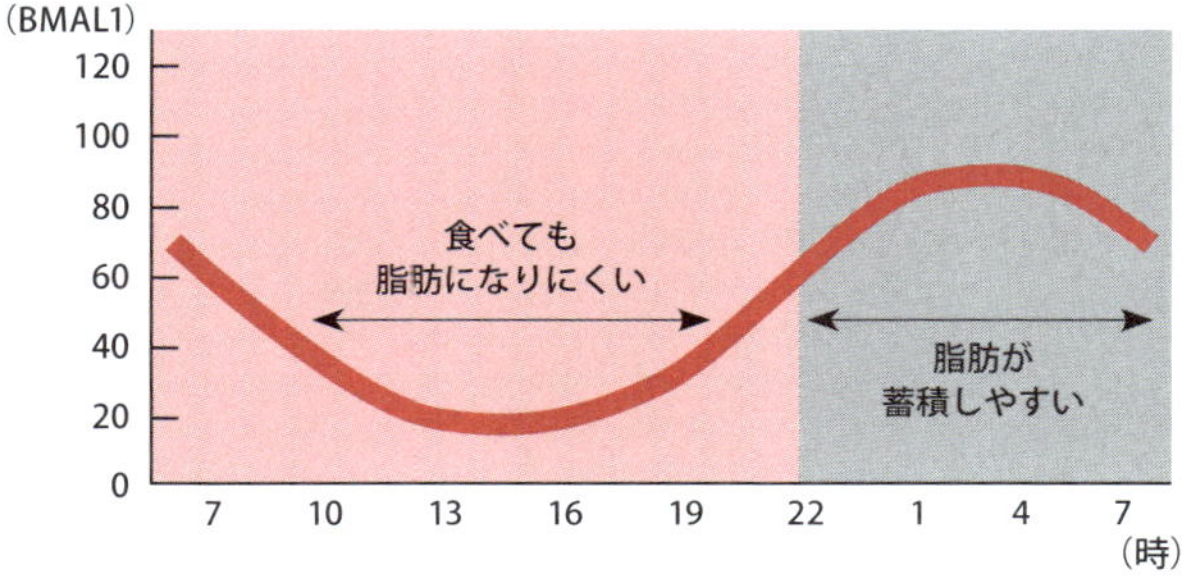

BMAL1 は摂取した糖質を脂肪に変えてしまうため、
分泌量が少ない時間帯に食べると肥満を防げる

［食事と食事の間は５～６時間空けるのが理想］

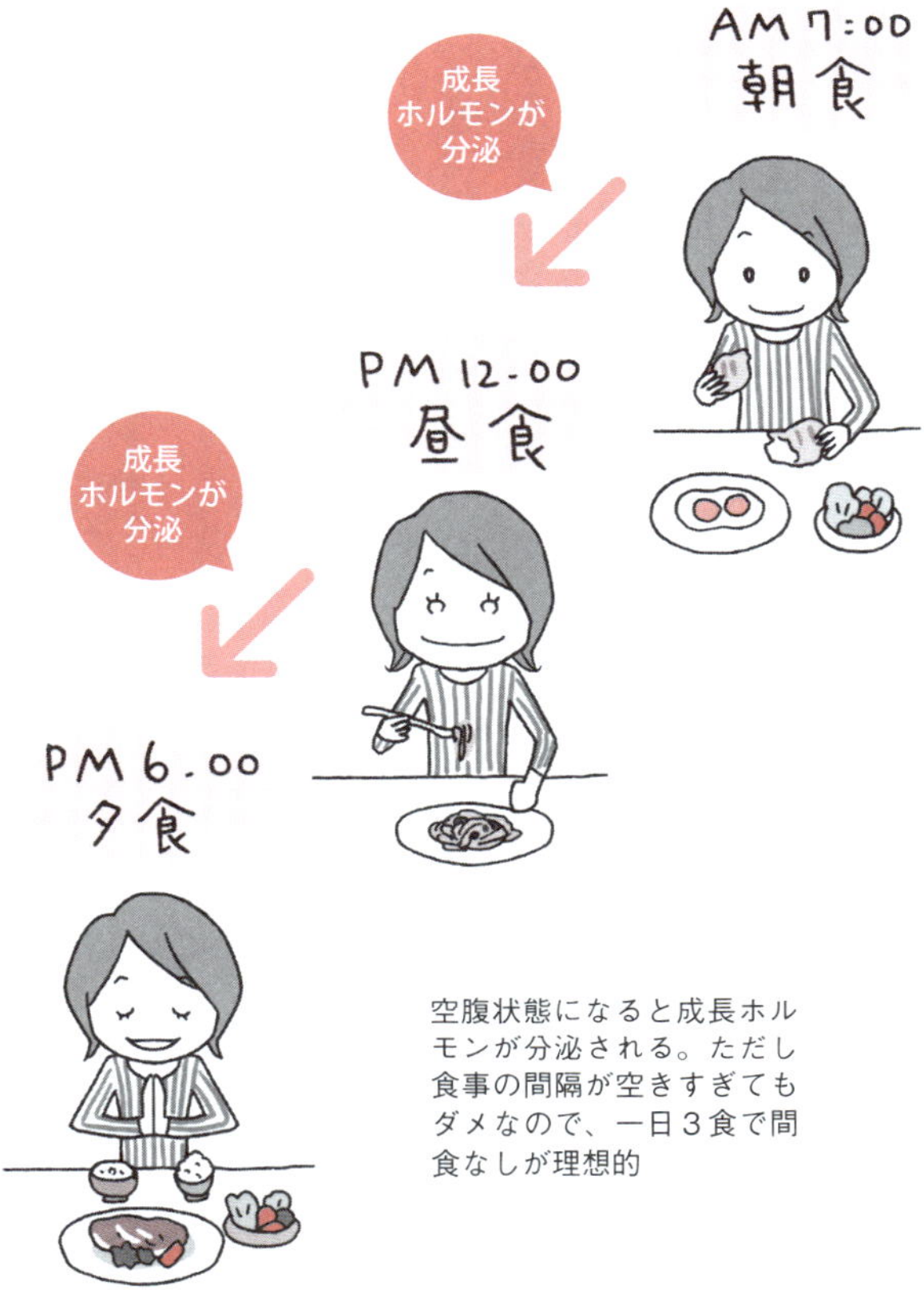

空腹状態になると成長ホルモンが分泌される。ただし食事の間隔が空きすぎてもダメなので、一日３食で間食なしが理想的

ステップ2　血管をゆるめる時間をキープする

眠りを妨げるこんな食べ物、習慣に注意

コーヒーや紅茶、緑茶などに含まれるカフェインに覚醒作用があることはよく知られています。そのため、寝る4、5時間前には控えたほうがいいといわれます。

しかし最近になって、覚醒作用が8、9時間も続いてしまうタイプの人がいることがわかってきました。つまり、昼の3時頃でコーヒーや紅茶をやめておかないと、夜寝付きが悪くなってしまうということです。なかなか寝付けないときは、ノンカフェインのハーブティーやホットミルクをおすすめします。

また、寝付きをよくするために寝る前にお酒を飲むのは、実は逆効果なのでおすすめしません。

確かに、お酒を飲むと眠くはなりますが、その後かえって目が冴えてしまっ

た経験はありませんか。これは、体内でアルコールを処理するときにできる代謝産物に覚醒作用があるからです。アルコールの摂取は肝臓にも負担をかけますので、寝る４、５時間前までにしましょう。

もうひとつ意外なところでは、歯磨きもメラトニンを抑制し、睡眠の質を低下させてしまいます。口のなかは脳の中枢に近いところにあるため、歯磨きをすることで脳を刺激してしまうからです。

また、歯磨き粉に含まれているメントール成分にも覚醒作用があります。寝る直前に歯磨きする人も多いと思いますが、寝る1時間前には歯磨きを終えるようにしましょう。

テレビやパソコン、スマートフォンなどをはじめとする強い光にも注意が必要です（第４章参照）。

お風呂はリラックスできるからいいと思うかもしれませんが、先ほど述べたように、入浴で深部体温が上がるとかえって眠れなくなってしまうため、寝る直前は避けてください。寝る1時間前までにすませましょう。

[ぐっすり眠りたいなら寝る前にこれはNG！]

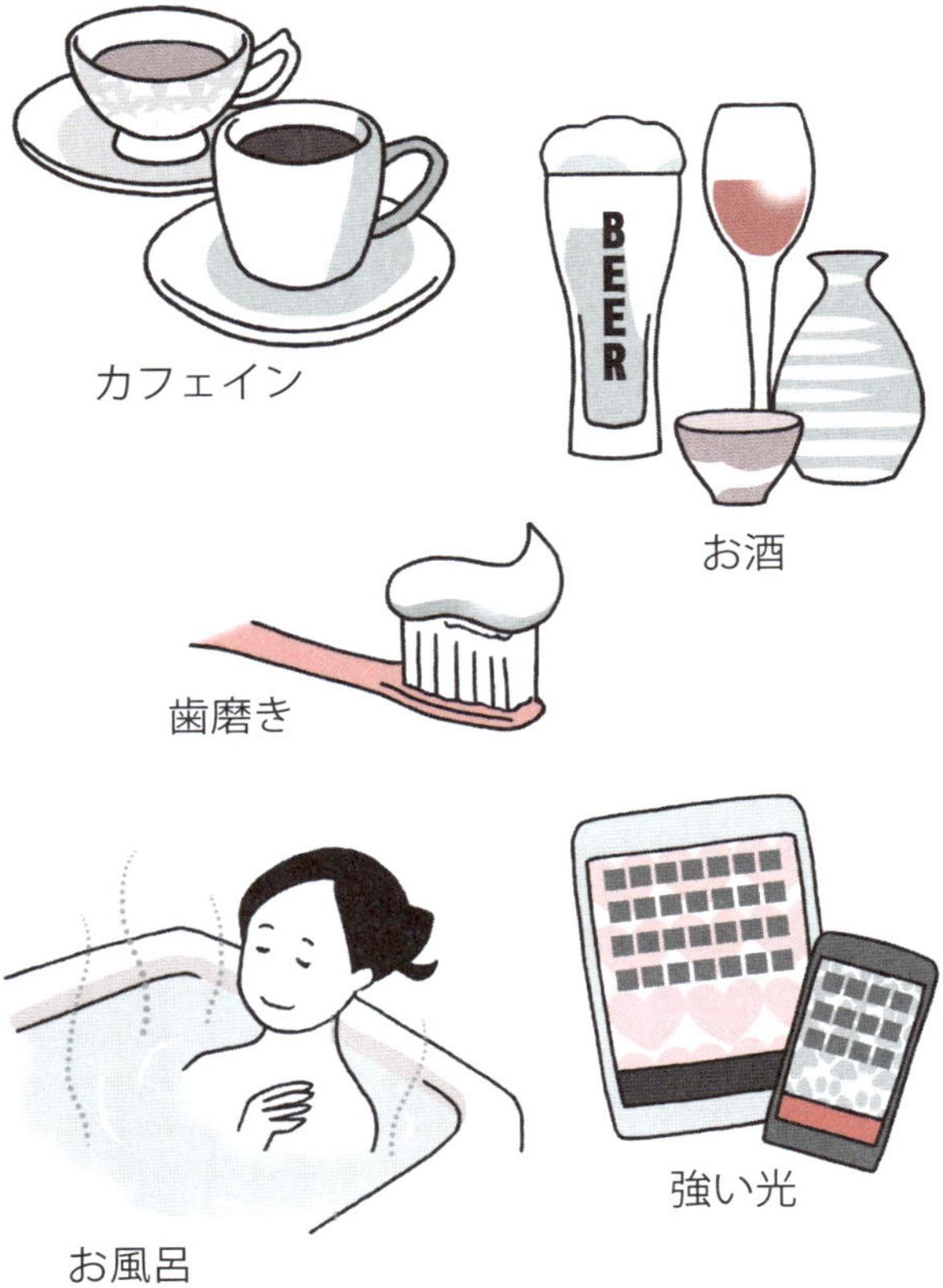

ステップ3　血流をアップする

運動で血流がよくなる

運動は最も簡単に血流をアップできる方法です。

とはいえ、忙しい現代人が毎日長い時間を運動にあてるのは難しいもの。短時間で効果を上げる方法をご紹介しましょう。

運動は続けることが大切なので、できるだけ続けやすい時間帯におこなうのが基本。ですが、実は血流をアップするのに最も効果的で、アンチエイジングにもつながる時間帯があります。

それが、夕方の時間帯（5時～7時頃）です。なぜこの時間帯がいいのかというと、日中優位に働いていた交感神経のバランスがおさまり、徐々に副交感神経が優位に働いてくる時間帯だからです。すると、筋肉や関節の柔軟性も高くなり、肺機能も高くなってくるのです。

つまり、仕事帰りのスポーツジムは、理にかなっているというわけです。

[血流をアップさせるためには運動を]

理想的なのは夕方の時間帯

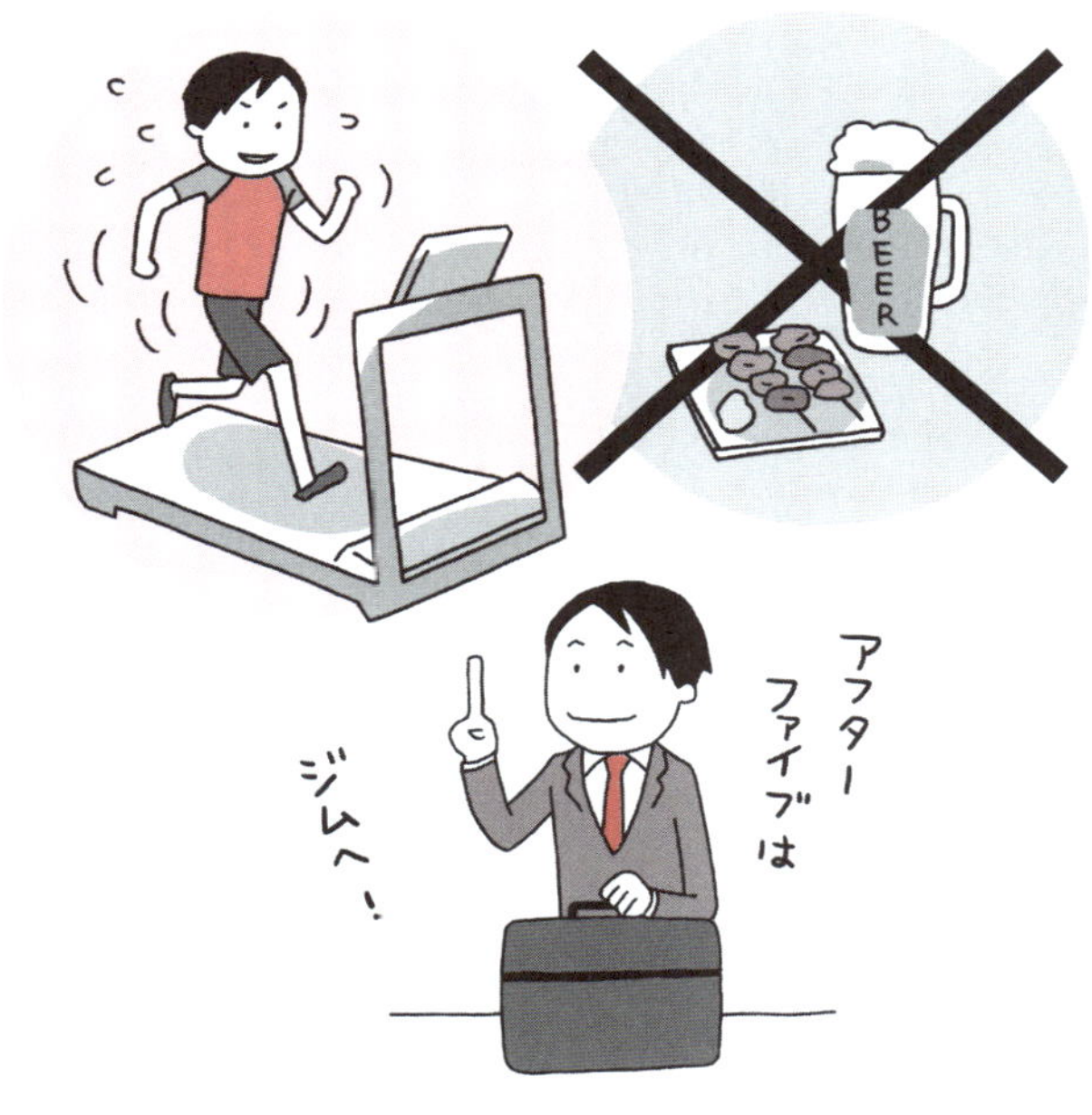

運動は続けやすい時間帯を選ぶことが大切だが、午後5時〜7時などの夕方の時間帯がベスト。副交感神経が少しずつ優位になってきて、筋肉の柔軟性もよく、肺機能も高まる時間帯

ステップ3 血流をアップする

「筋トレ＋ウォーキング」が毛細血管を増やす

これから私が提案する運動は、一日たったの20分です。

それは「無酸素運動（筋トレ）と有酸素運動（ウォーキング）を組み合わせる」というもの。体に負担が少なく、道具もいらないウォーキングは、どんな年代の人にも手軽にはじめられる有酸素運動です。それに加えて筋トレ（無酸素運動）をおこなうことで、短時間でも最大の効果を上げることができるのです。

筋トレというと、ダンベルを持ち上げたりマシンを使わなければならないイメージを持たれるかもしれませんが、ご紹介する筋トレは道具がいりません。

「腕立て伏せ」「スクワット」「腹筋＋背筋」の動きを5分間、日替わりでおこなうのです。日替わりにする理由は、負荷をかけて傷ついた筋肉を回復するには、48時間（2日間）かかるため。毎日同じ場所をトレーニングするよりは、筋肉の部位を替えておこなうほうが効率がいいのです。この後、15分間ほどのウォーキング（有酸素運動）をしましょう。

無酸素運動＋有酸素運動という「ちょっときつめの運動」は、成長ホルモンの分泌につながります。

夕方分泌された成長ホルモンの効果は、眠りについてからも続きます。これに、前に説明したゴールデンタイムに分泌のピークを迎える成長ホルモンが加わることになるため、「体の再生工場」の材料は充実し、より効果的に体のメンテナンスがおこなわれるというわけです。

そして何より、筋肉を鍛えることにより、毛細血管が増えます。毛細血管はたとえ詰まりが生じるなどして失われたとしても、筋トレをすることで新たに増やしていくことができるのです。

また、ウォーキングにより血流がよくなり、酸素や栄養素が循環しやすくなるというメリットもあります。もちろん、運動によるダイエット効果も期待できます。では、これから日替わりの筋トレメニューを紹介しましょう。

［老けない！　病気にならない！　運動はコレ］

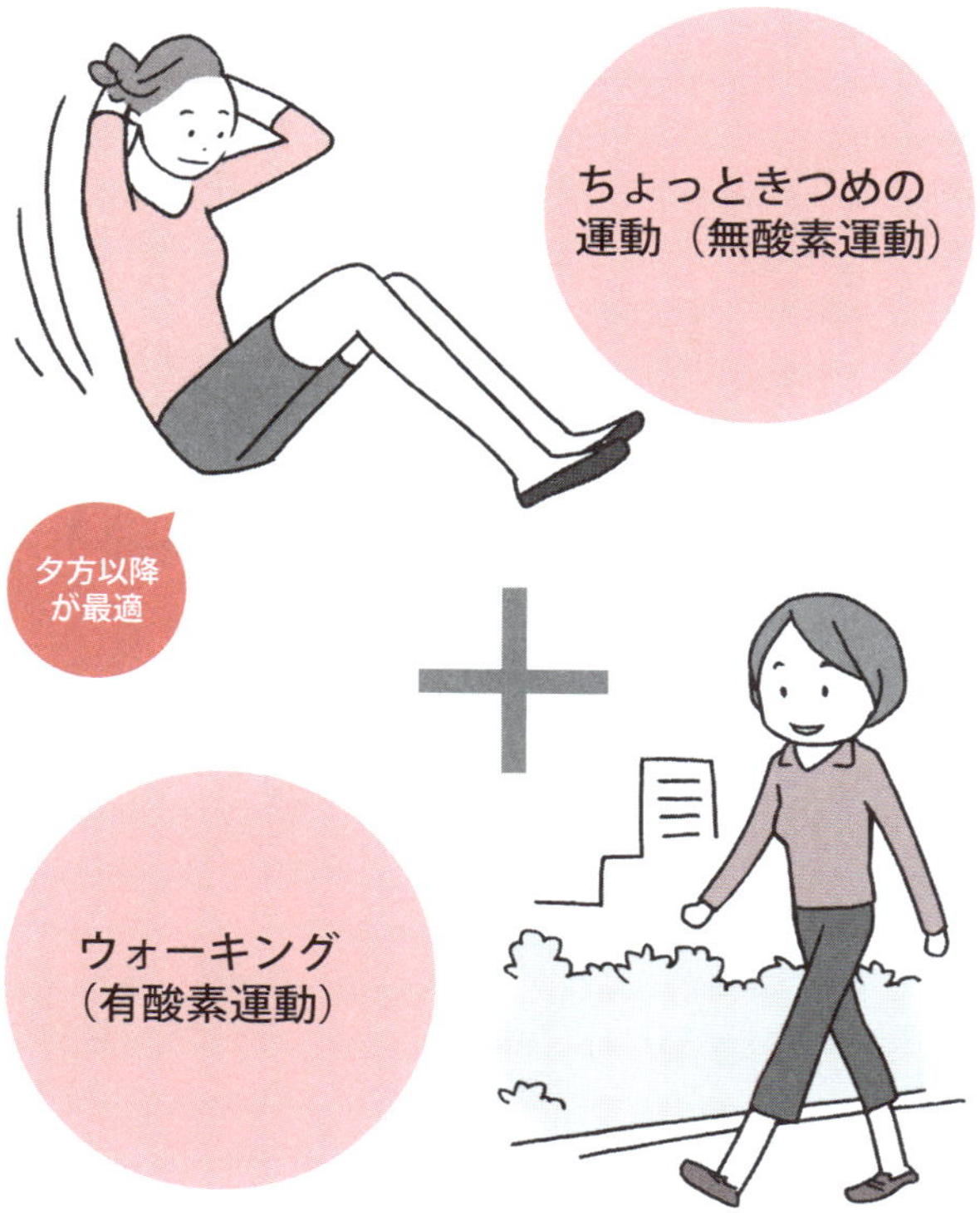

日常生活のなかで体を動かす習慣をつくることが大切。筋トレ＋ウォーキングなど、「ちょっときつめの運動」とウォーキングなどの有酸素運動の組み合わせが最適

［筋トレは「道具いらず」「日替わり」で！］

例えば 上腕を鍛える

1日5分でOK!

1日目 腕立て伏せ

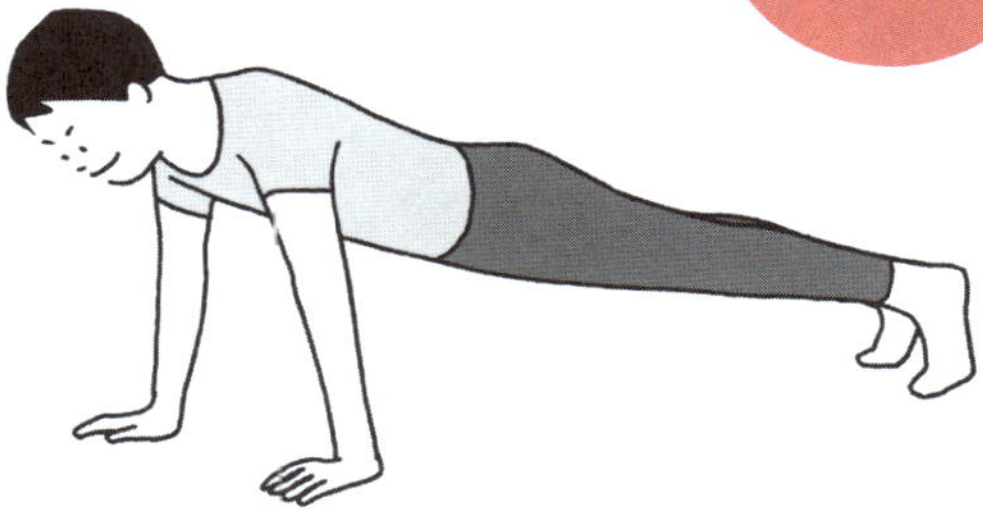

下腿を鍛える

2日目 スクワット

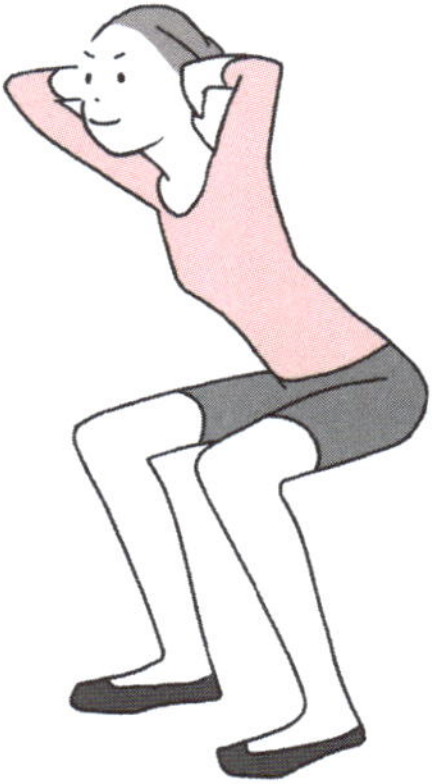

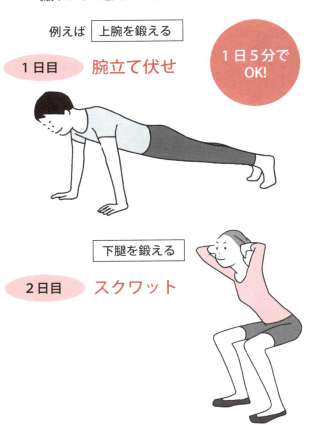

体幹を鍛える

3日目　腹筋＋背筋

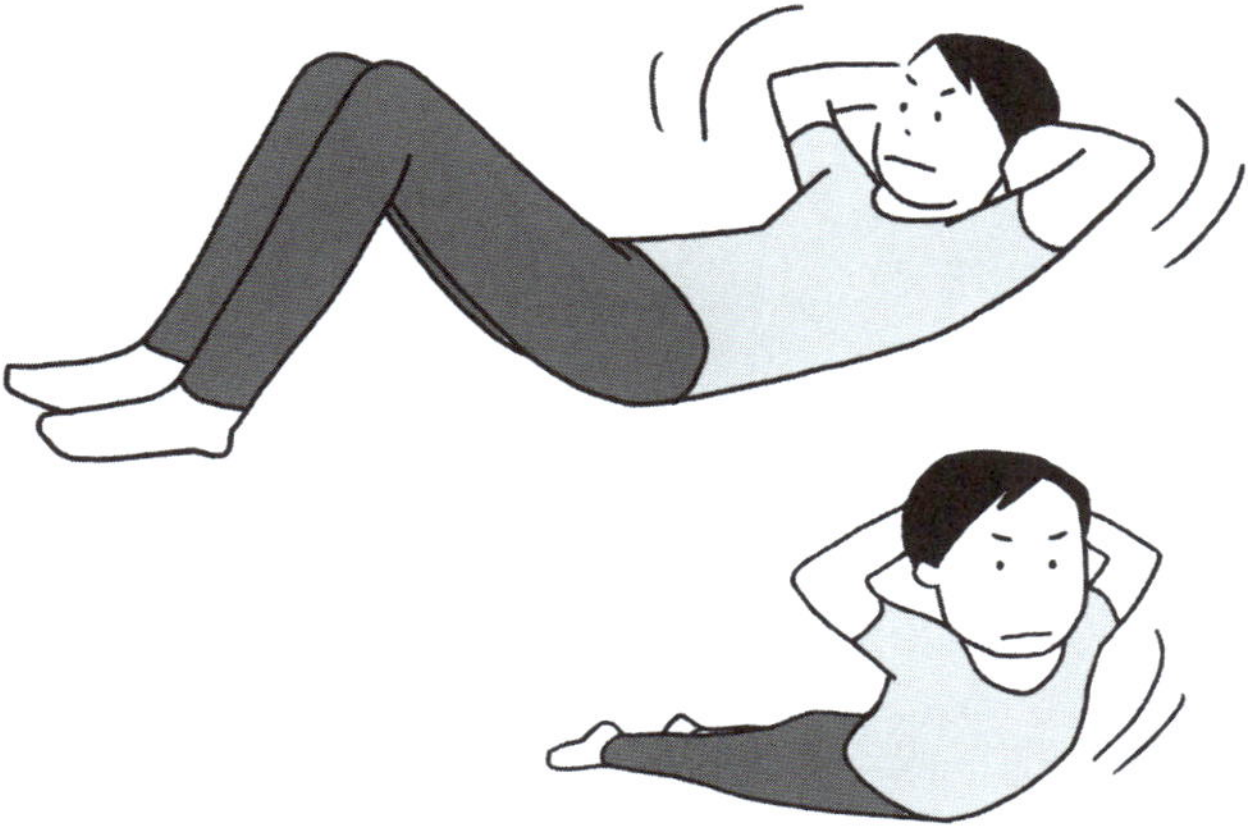

［1週間の筋トレメニューの例］

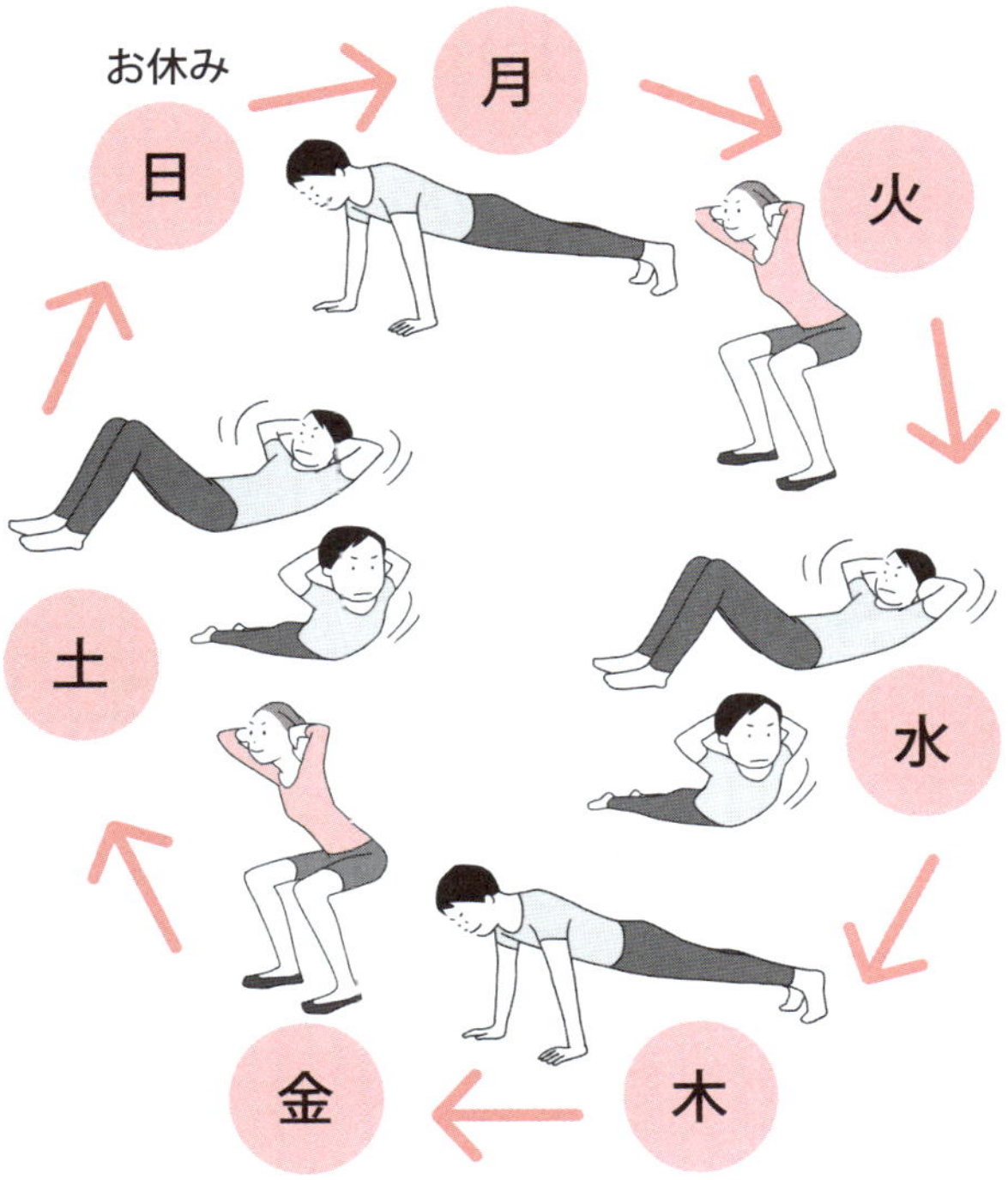

筋トレは簡単なものを日替わりでおこなうのがおすすめ。筋トレで筋肉に負荷がかかると、筋繊維が損傷する。この筋繊維が修復する段階で筋肉は太くなるが、筋肉の修復には48時間かかる。このため、毎日筋トレをおこなう場合、効率的に筋肉を鍛えるためには鍛える部位を日替わりにすると効果がアップする

ステップ3　血流をアップする

下半身を鍛えるのも効果的

もうひとつ、意外に見落としがちなのが、正しい姿勢を保つことでも筋肉を鍛えられるということです。

人間は、進化の過程で二足歩行となり、立つようになりました。姿勢を維持するということは、地球の重力に逆らうことです。そのために、首や背筋、腹筋、脚などの抗重力筋を使っています。だから、立つことはそれだけでも筋トレになるのです。

座り姿勢も同様です。座るとき、背もたれに寄りかからずに姿勢を維持するのは、結構大変です。運動はもちろん大切ですが、私たちが長時間過ごしている立ち姿勢、座り姿勢も見直してみてください。

また、「第二の心臓」と呼ばれるふくらはぎは、心臓から遠いところの血液を循環させるポンプ役となってくれます。

それに加えて、私は太ももも大切だと考えています。太ももにある大腿四頭筋などは筋肉の量が多いからです。

先ほど述べたように、筋肉は負荷をかけることで育ち、それに伴い毛細血管も増えていきます。

毛細血管は加齢によっても減少していきますから、筋トレと有酸素運動の組み合わせにより毛細血管を増やしていくことが大切です。

毛細血管を増やすためのふくらはぎ+太ももの筋トレとしては、ここで紹介する太ももを引き締める運動や、ふくらはぎの筋肉を鍛える運動がおすすめです。

［座ってできる下半身の筋トレ］

太もも締めエクササイズ

イスに座り、両方の太ももの内側にギューッと力を入れてくっつけるようにする。そのまま10秒キープする

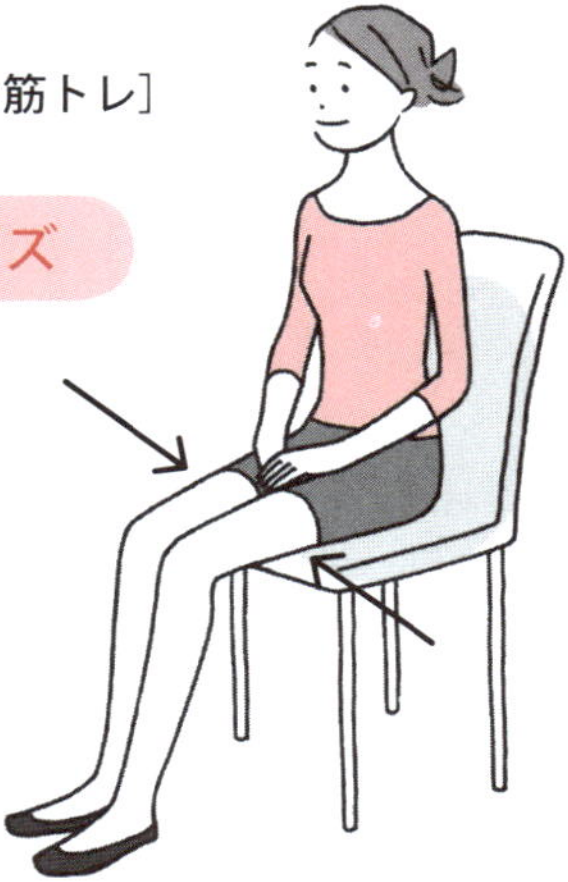

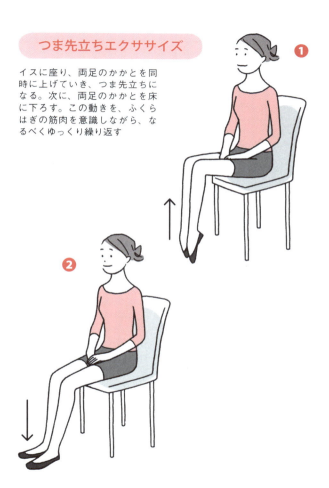

つま先立ちエクササイズ

イスに座り、両足のかかとを同時に上げていき、つま先立ちになる。次に、両足のかかとを床に下ろす。この動きを、ふくらはぎの筋肉を意識しながら、なるべくゆっくり繰り返す

❶

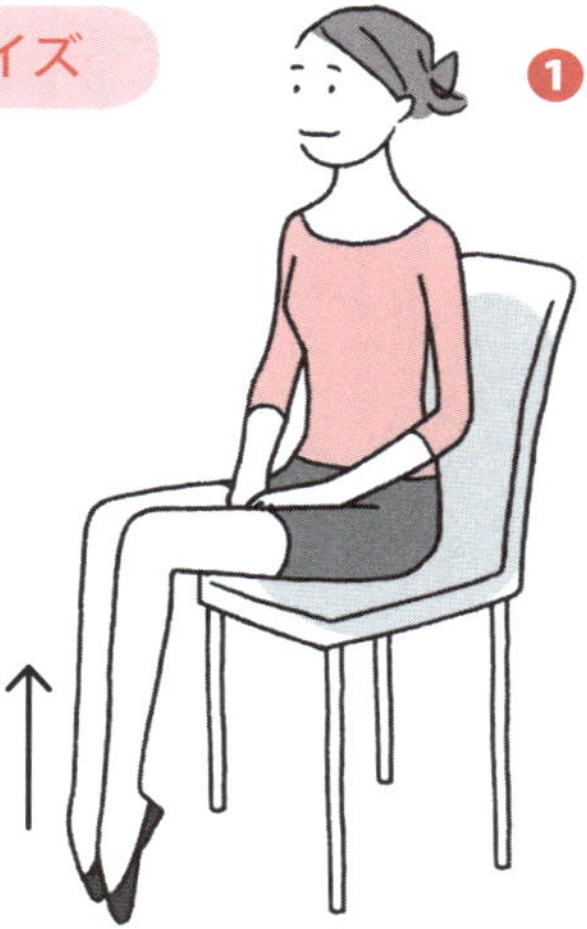

❷

ステップ3 血流をアップする

血流をよくする食材をとる

第1章で、毛細血管を増やす食材として、シナモン、ルイボスティー、ヒハツなどを紹介しました。これらは毛細血管の組織そのものを強くするものですが、別のアプローチで毛細血管を増やす食べ物もあります。

それが、血流をよくするタマネギやショウガ、酢などです。

タマネギの辛味成分、硫化《りゅうか》アリルには、血液の流れをよくし、動脈硬化を予防する作用があります。硫化アリルを効率よくとるには、生で食べるのがおすすめ。また、みじん切りにすると成分が吸収されやすくなります。ただし、水にさらすと成分が溶け出してしまうので注意してください。そのほかに、硫化アリルは長ネギや小ネギにも含まれているので、薬味としてとるのもいいでしょう。

ショウガの辛味成分であるショウガオールは、体の深部体温を上げる効果があります。ちなみにショウガオールは、ジンゲロールという辛味成分が加熱したり乾燥することで変化した成分です。そのため、体を芯から温めたいときには、加熱調理したり、乾燥したショウガパウダーを使うことがポイント。みそ汁に加えたり、紅茶などにショウガパウダーを加えるのもいいですね。

酢に含まれているクエン酸は、疲労回復効果がよく知られていますが、血小板が集まるのを防いで血栓をつくらせないようにする働きもあります。市販のドリンクタイプのお酢を飲むのもいいでしょう。

［血流をよくする食べ物］

タマネギ

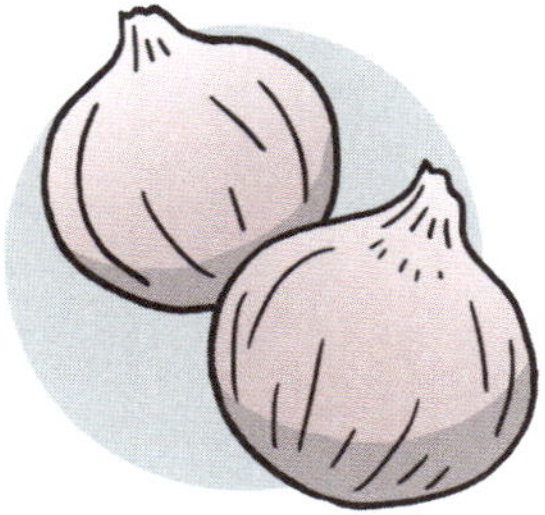

生でとるのがおすすめ。
みじん切りにすると吸収がアップ

ショウガ

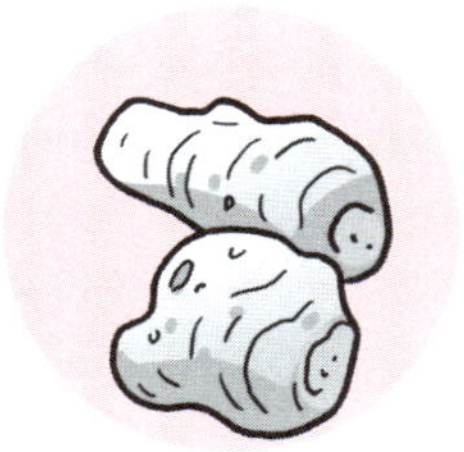

乾燥させたり、熱を加えたものを使う

column

老化とともに「自律神経力」も落ちていく

毛細血管同様、自律神経も「老化」します。自律神経は、日中交感神経が優位になり、夜副交感神経が優位になるのが理想的な状態ですが、男性は30代、女性は40代以降になると、副交感神経の働きが落ち、交感神経が優位になりやすくなるといわれているのです。

また、一見自律神経と副交感神経のバランスがとれているような場合でも、実は自律神経のトータルパワー自体が落ちていることがあります。トータルパワーは元気度、疲労度の指標となる「自律神経力」とでもいうべきもので、

①交感神経も副交感神経も高い状態
②交感神経は高く、副交感神経は低い状態
③交感神経は低く、副交感神経は高い状態
④交感神経も副交感神経も低い状態

の4つに分けることができます。

このなかで最もいい状態は①のときです。仕事や勉強で高いパフォーマンスを発揮し、休むときには心身ともにリラックスすることができます。
②は、仕事で緊張状態が長く続いたり、毎晩遅くまで残業しているビジネスパーソンに多いパターンです。このような状態が続くと、やがては交感神経も副交感神経も下がってきてしまいます。このパターンは、自律神経が老化しているケースも当てはまります。
③は、交感神経が低いので、副交感神経にはよさそうに思えるかもしれませんが、メリハリがない分、かえって副交感神経の働きも鈍くなってしまいます。高齢者で不眠に悩んでいるという方に多い状態です。
そして④は、疲れがたまっていたり病気のときの状態といえます。

自律神経は心電図計などを使って計測することができますが、最近では心拍変動をもとに、リアルタイムで自律神経の状態を測ることができるようになってきました。私が開発した「ヘルスパッチ」という小型センサーのほか、スマートフォンで計測できる「バイタルテラス」というアプリなどもありますので、気になる人は一度測ってみてはいかがでしょうか。

心身ともに健康な人のトータルパワーは480前後です。状態がいい人は550くらいになることもあります。睡眠不足や疲れ気味の人は400くらい、病気の場合は300に下がることもあります。うつや自律神経失調症の人も低い傾向にあります。

また、自律神経のトータルパワーはその時々の体調によっても変化します。私自身も海外から帰国した直後、時差ボケがあるときなどは400を切ることもあります。そんなときは意識して自律神経のトータルパワーをあげるよう生活習慣を工夫します。

一番手っ取り早い方法は、体内時計を合

[自律神経のバランスがとれている状態]

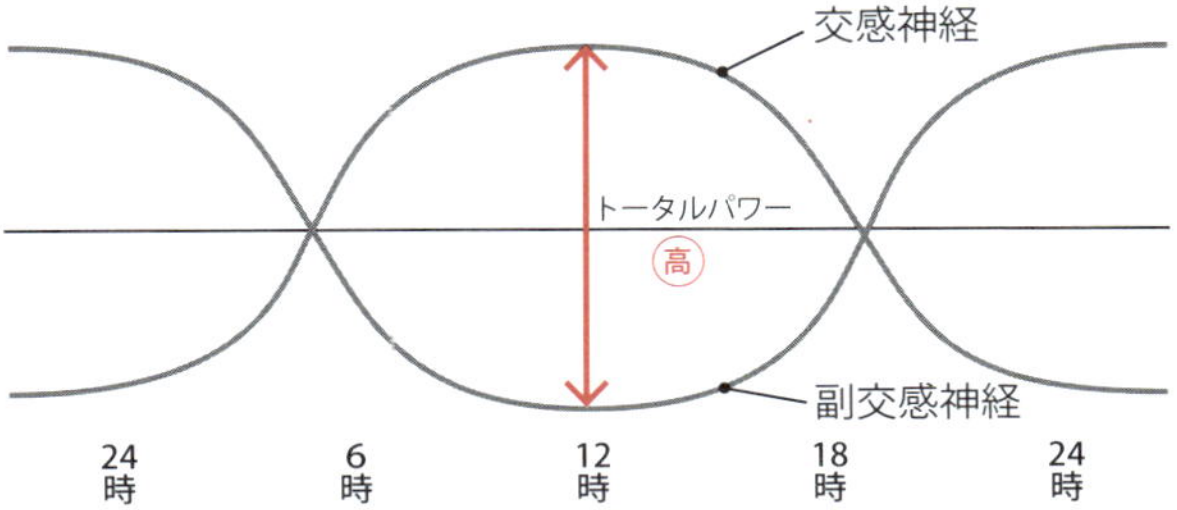

わせること。なるべく起床時間を同じにして、睡眠時間をしっかり確保するようにします。今は睡眠の質を計測できるスマートフォンのアプリもたくさんあり、私も開発にかかわった「スリープデイズ」というアプリは、睡眠中の体の動きを感知することで入眠までの時間や眠りの深さがわかります。こうしたものを利用するのもいいでしょう。

今の時代、夜遅くまで働いていたり朝起きる時間がまちまちだったりと、生活リズムが乱れることにより、海外を行き来していなくても時差ボケ状態になっている人は多いのではないでしょうか。また、加齢による副交感神経の低下もあります。

[自律神経のトータルパワーが落ちている状態]

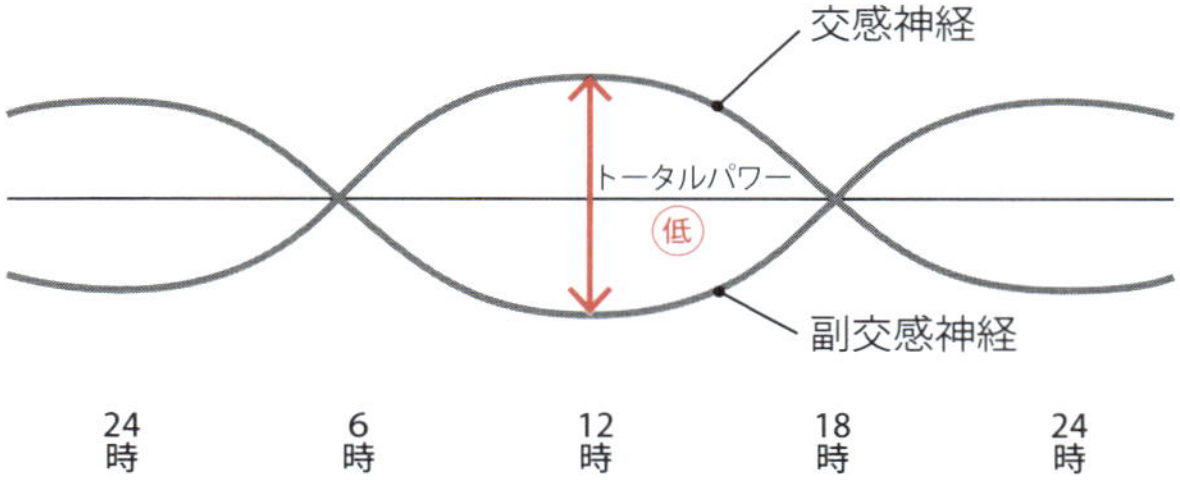

だからこそ、トータルパワーとしての「自律神経力」を高める意識を持つことが必要です。それは健康面と同時にパフォーマンス向上にも役立ちます。

私は医学的な視点をもとにアスリートにもアドバイスをおこなっており、２０１７年からは、青山学院大学の陸上部にも協力しています。

体調を崩しがちな選手の自律神経を測ってみると、明らかなバランスの乱れがありました。自律神経が乱れれば、当然血液が毛細血管に行きわたらなくなります。その結果、酸素や栄養素の供給が悪くなり、筋肉が硬くなったり、骨折しやすくなるといったことも起こってきます。一方で、「自律神経力」を高めるアプローチをおこなうことで、心身ともに強くなっていく選手たちの姿を目の当たりにしてきました。

メジャーリーガーやプロ野球選手からも、試合時に緊張してしまい思うような結果が出せないと相談を受けています。自律神経を測ってみると、交感神経が計測しきれないほど上がっていることがよくあります。

そこまで緊張してしまうと直前に呼吸法をしてもなかなか下がりません

し、夜も寝付けません。そこで朝や試合の数時間前から呼吸法やマインドフルネス瞑想をおこなうプログラムを考え、実践してもらうと、試合時に交感神経が異常に高くなるのを防ぐことができ、とてもいい成果が得られました。つまり、副交感神経とのバランスがとれ、リラックスした状態になることで、実力が発揮できるようになったのです。

体も心も、「自律神経力」がものをいう――これはアスリートだけでなく、仕事やプライベートで忙しい毎日を送っている現代人全般にもいえることだと思います。

日常生活のなかでは会議や試験といった緊張する場面もあります。また、ストレスを感じたりイライラすることもあるでしょう。自分で自律神経をコントロールする方法を知っておけば、さまざまな場面で役立つことでしょう。

◆第3章◆

毛細血管にいい習慣、悪い習慣

詰まらない、切れない血管をつくる秘訣

毛細血管こそが生命活動の最前線

この章では改めて血管、そして毛細血管についてお話ししましょう。

「血管」という言葉のせいか、血管の役割は単に血液を流すホースと思われがちです。確かに、血管の病気としてよく知られている脳梗塞《こうそく》や心筋梗塞、脳出血や大動脈瘤《りゅう》などは、まさにこのホースが「詰まる」「切れる」ことで起こります。

しかし、血管にはほかにも重要な側面があります。それは、生命活動の最前線で物質交換をおこなうとい

[毛細血管には２つの流れがある]

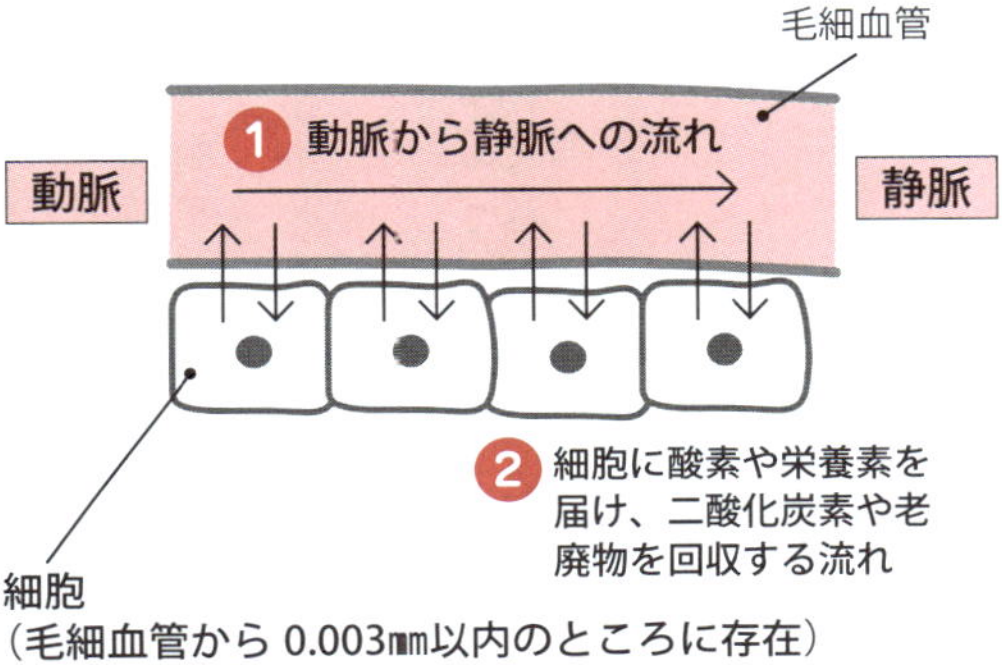

う働きです。それを担っているのが毛細血管です。

体内の血管は動脈から静脈へと流れていますが、その間をつないでいるのが毛細血管です。この毛細血管は動脈と静脈の間で非常に重要な役割を果たしています。それが前に述べた、毛細血管の近くにある細胞に酸素や栄養素を届ける一方で、二酸化炭素や老廃物を回収するという役割です。

私たちが食べたものは胃や腸で分解・吸収されますが、それがどうやって体のなかで使われているのか、疑問に思ったことはありませんか。例えば腸では、表面の毛細血管から栄養素が吸収され、体のなかのさまざまな場所へと届けられます。肺の毛細血管では酸素と二酸化炭素を交換しています。このように、毛細血管が受け渡しをおこなうものは場所によって変わります。

この現場での作業がうまくいかないとしたら、どうなるでしょうか。細胞に必要な酸素や栄養素が不足すれば細胞の機能低下を招きますし、不要な水分などが回収されなければむくみなどを招きます。それが老化や病気につながってしまうのです。

[全身の細胞に影響を与える毛細血管]

脳

脳内には毛細血管が張り巡らされており、酸素と栄養素を供給している。脳の毛細血管が詰まると脳梗塞や記憶力低下、認知症を招くことも

肌

表皮の下にある真皮層の毛細血管から酸素や栄養素を供給し、新陳代謝（ターンオーバー）を促す

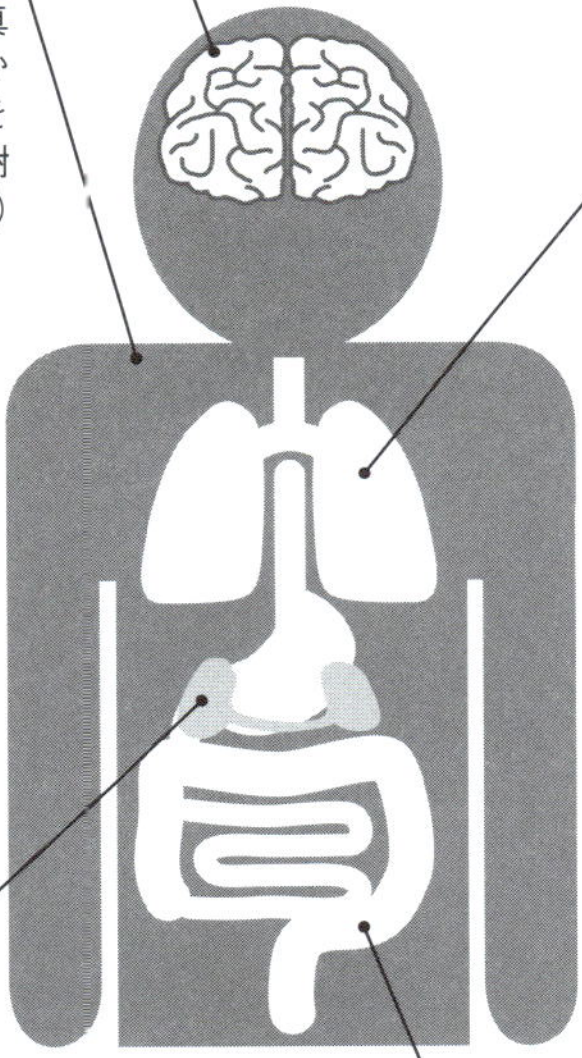

肺

肺胞に網目状に広がっており、ガス交換をおこなう

腎臓

糸球体という毛細血管のかたまりのなかを血液が通過し、老廃物を尿として排泄する

腸

腸で吸収した栄養素を、毛細血管を通じて全身に送り届ける

毛細血管の病気はひそかに進行している

血管は人間の体のなかでとても重要な役割を果たしている「臓器」といえる存在です。そしてこの重要な臓器にも、障害が起きることがあります。日々の習慣のなかで血管が傷ついていけば、それが積もり積もって命取りになる病気につながっていきます。特に動脈に障害が起きると、大きな病気につながりやすいのはご存じの通りです。

そこに至る過程としては、まず慢性的な動脈硬化があります。それを背景にして時には急激に命取りになるようなトラブルも起こりえます。

ここで動脈の病気をいくつか紹介しましょう。

血圧や脂肪、コレステロールなどが高く、血管のある部分が傷つくと、そこに血液を固めようとする物質が集まってきて変性が起こります。それが動脈硬化につながります。

このような状況が全身で発生した場合、特に胸部や腹部の大動脈で起これば大動脈瘤につながります。また動脈硬化で硬くなった大動脈が裂けることもあります。これが大動脈解離《かいり》です。

ほかに、生命にかかわるものとしては、虚血性《きょけつ》心疾患があります。あまりなじみのない言葉かもしれませんが、狭心症や心筋梗塞といえば、みなさんもピンとくるのではないでしょうか。

動脈が詰まったり切れたりすれば、突然死につながる確率も高くなります。このような太い血管の病気は命取りになることもありますが、健診などでおこなわれる検査で比較的見つかりやすいものともいえます。

一方、毛細血管によるトラブルは、一般的な検査などでは見つからないことがほとんどです。また、毛細血管が詰まったからといって、一瞬で生命を奪ってしまうということはありません。

しかし、毛細血管の機能低下が起こると、その毛細血管が血液を届ける臓器の機能が徐々に損なわれていきます。健診では引っかからないが体調が悪いという場合、毛細血管レベルでの異常である可能性が高いでしょう。細い血管とはいえ、毛細血管は動脈や静脈とは比べものにならないほどの量で全身にくまなく張り巡らされ、大きな役割を果たしています。毛細血管がダメージを受ければ、ゆっくりとではあっても、確実に代謝が低下していきます。じわじわと進行していく怖さがあるのです。

脳の毛細血管が徐々に詰まっていくと、微小な脳梗塞が起こり、結果的に認知症を引き起こす可能性もあります。また、毛細血管のダメージによって胃炎や生理痛、更年期障害になることもあるほか、肩こりや腰痛、シミ・シワ・たるみ、さらに抜け毛や薄毛、白髪を招く可能性もあるなど、影響は全身に及びます。

毛細血管は、たとえその一部が壊れても、自覚症状はまずありません。またそれをサポートするように、別の毛細血管が発達することもあり、それ自体が致命的なものにはならず、非常にわかりにくいものです。

ですが、進行すれば「塵《ちり》も積もれば山となる」で、症状が出てきます。逆にいえば症状が局所に出はじめる頃には、すでに全身に影響が及んでいる可能性もあるということなのです。

［命取りになりやすい動脈の病気］

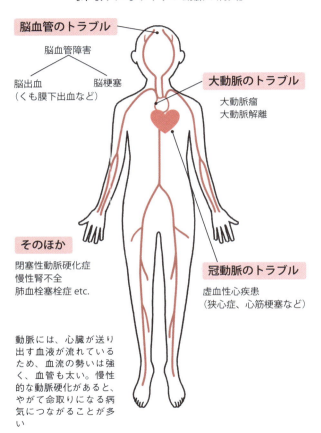

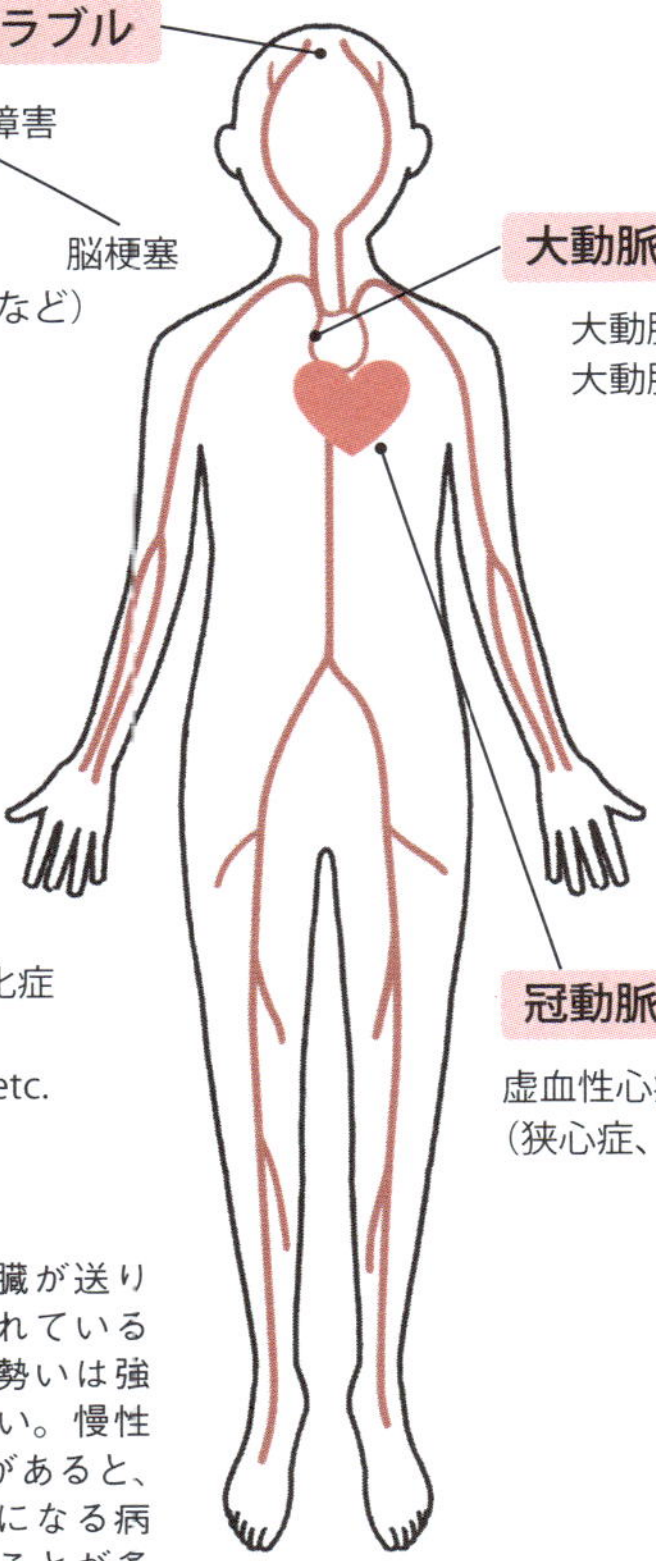

動脈には、心臓が送り出す血液が流れているため、血流の勢いは強く、血管も太い。慢性的な動脈硬化があると、やがて命取りになる病気につながることが多い

[除々に進行していく毛細血管の病気]

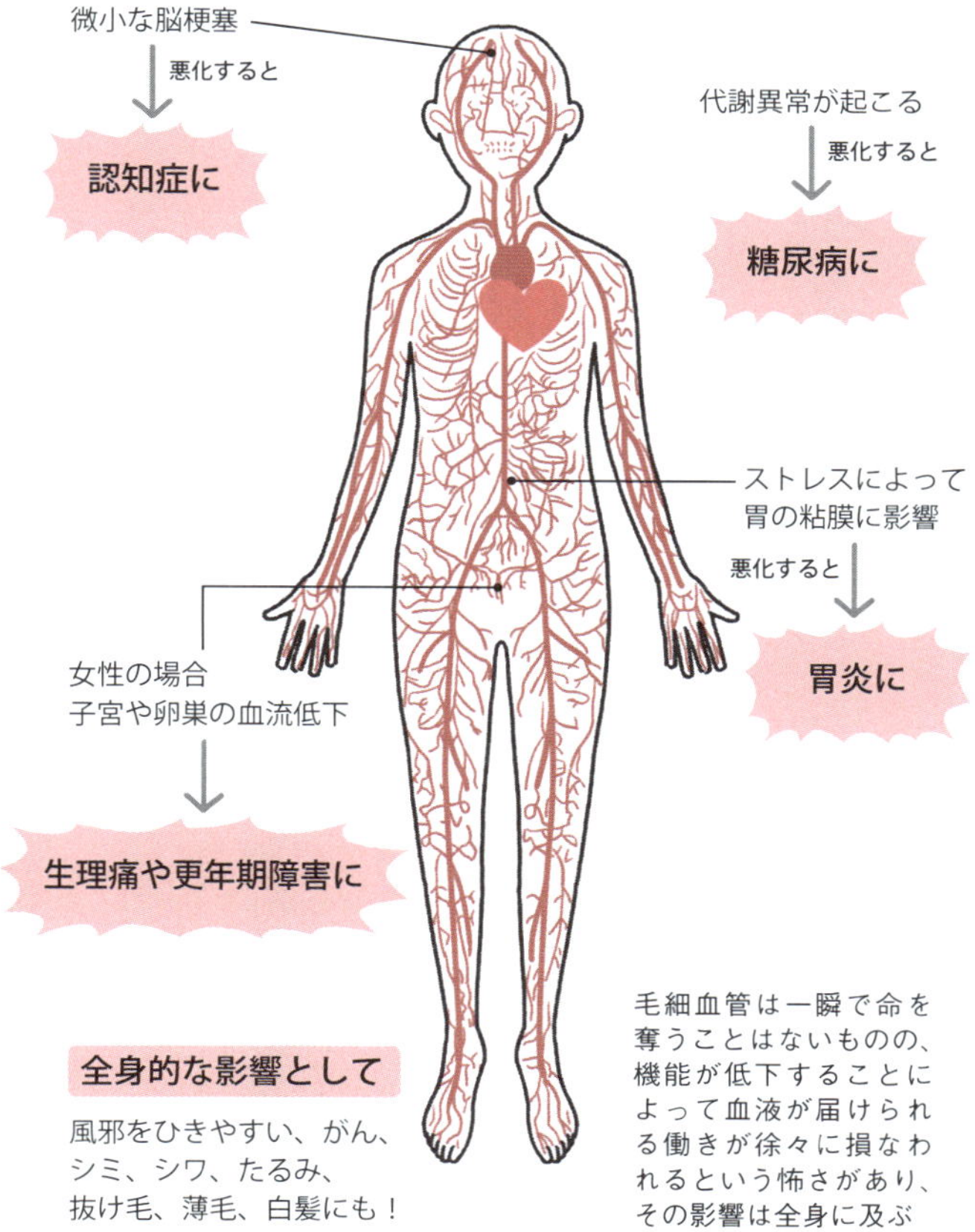

糖尿病合併症は毛細血管の病気だった！

生活習慣病としてよく知られている糖尿病ですが、毛細血管が影響を受けやすい病気だということは意外に知られていません。糖尿病の三大合併症として「腎障害」「網膜症《もうまく》」「神経障害」がありますが、これらが起こる理由を知れば、いかに毛細血管が大切かがよくわかります。

まずは腎障害。腎臓のおもな働きには大きく分けて2つあります。ひとつめは老廃物をろ過する働きです。腎臓では、糸球体《しきゅうたい》と呼ばれる毛細血管のかたまりと尿細管がからみ合って尿の不純物をろ過しています。ろ過する過程で老廃物は尿として体外に出されます。その一方で、体に必要なものは再吸収し、体内にとどめ、再び血液に乗せて運ばせるという働きもしています。

もうひとつは、血圧を調節する働きです。腎臓は、塩分と水分の排出量をコントロールすることによって血圧を調整しています。例えば血圧が高いときは塩分と水分の排出量を増加させて血圧を下げます。逆に血圧が低いときは、塩分と水分の排出量を減らして血圧を上げます。また腎臓からは血圧を維持するホルモンが分泌され、血圧が低ければ血圧を上げるのです。

腎臓の働きが低下すれば高血圧になり、また高血圧になれば腎臓に負担がかかり、腎臓の機能を低下させてしまいます。腎臓内には毛細血管が張り巡らされており、腎臓はまさに毛細血管そのものといってもいいほど、血管の状態に左右されてしまう臓器なのです。

そして糖尿病合併症の原因は、高血糖による毛細血管レベルでの代謝障害です。高血糖の状態が長く続くと、代謝異常が起きて内皮細胞が損なわれ、腎臓の毛細血管もダメージを受けます。すると毛細血管が正しく機能せず、糖尿病の合併症を起こすことになります。

三大合併症の２つめ、網膜症も同様です。眼の奥にある網膜は網の目のように張り巡らされた毛細血管によって栄養が供給されています。高血糖の状態が続くと毛細血管レベルでの機能障害が起こり、症状が進行すれば失明にいたることもあります。

そして３つめの合併症が神経障害。毛細血管は自律神経と密接にかかわっており、高血糖によって毛細血管がダメージを受けると、神経に届くべき栄養も届かなくなり、手足などの末梢神経の障害も起こります。進行すると内臓の不具合や手足のしびれ、立ちくらみなど全身にさまざまな障害が出てきます。

糖尿病はまさに、毛細血管レベルの代謝障害。糖尿病の怖さは、無自覚のうちにじわじわと少しずつ障害が進行し、全身に広がっていくことです。

そしてこれこそが、毛細血管の病気の怖さなのです。

［糖尿病の３大合併症は毛細血管の代謝障害だった！］

神経障害

高血糖で毛細血管がダメージを受けると、神経に届く栄養が届かず、手足などの末梢神経に障害が起こる。進行すると内臓の不具合や立ちくらみなども起こる

網膜症

目の奥にある網膜は毛細血管が張り巡らされている。高血糖により毛細血管レベルの機能障害が起こり、進行すると出血、視力の低下を起こす

腎障害

高血糖により代謝異常が起こり内皮細胞が傷つくと、腎臓の毛細血管にもダメージが及ぶ。結果的に、腎機能が低下する

動脈・静脈・毛細血管の違い

血管には、「動脈」「静脈」「毛細血管」の３つの種類があり、それぞれ構造も役割も違います。

太い血管である動脈は、一番内側から、「内膜」「中膜」「外膜」の３つの層でできています。静脈も、動脈と同じように３層構造になっていますが、動脈に比べてやわらかいのが特徴です。

毛細血管は体中に網目のように張り巡らされた血管で、内膜（内皮細胞）と周皮細胞で構成されています。細胞の隙間を通して、血液中の酸素や栄養素を組織に取り込んだり、二酸化炭素や老廃物などを組織から血液に戻すなどの物質交換をおこなっています。毛細血管はその働きや質量的に考えても、とても重要な存在なのです。

比率でいうと、動脈１に対して静脈は２、それに対して毛細血管は７００〜８００ほどの断面積があります。体内の血管の比率では、圧倒的に毛細血管に軍配が上がります。

また、「毛細」という文字から、その細さは髪の毛くらいのものと思われがちですが、前述のように髪の毛の10分の1ほど。その直径は8〜10μm《マイクロメートル》という目に見えないほどの細さです。

そんなに細い血管が体中のすみずみまで張り巡らされ、血液がものすごい速さで流れているのですから、本当に驚かされます。また、全身のどの細胞も、至近距離（0・003㎜）に毛細血管が存在し、栄養や酸素の受け渡しをおこなっています。

この毛細血管の流れが滞ってしまえば、毛細血管自体も劣化し、全身に影響が及ぶことは、これまで何度も述べてきた通りです。

毛細血管は一日のなかで収縮したりと拡張したりと変化しており、その流れは一定ではありません。そのため、毛細血管にしっかり働いてもらうには、締めるときには締め、ゆるめるときにはゆるめるというメリハリがあることが大切です。

［動脈・静脈・毛細血管の構造］

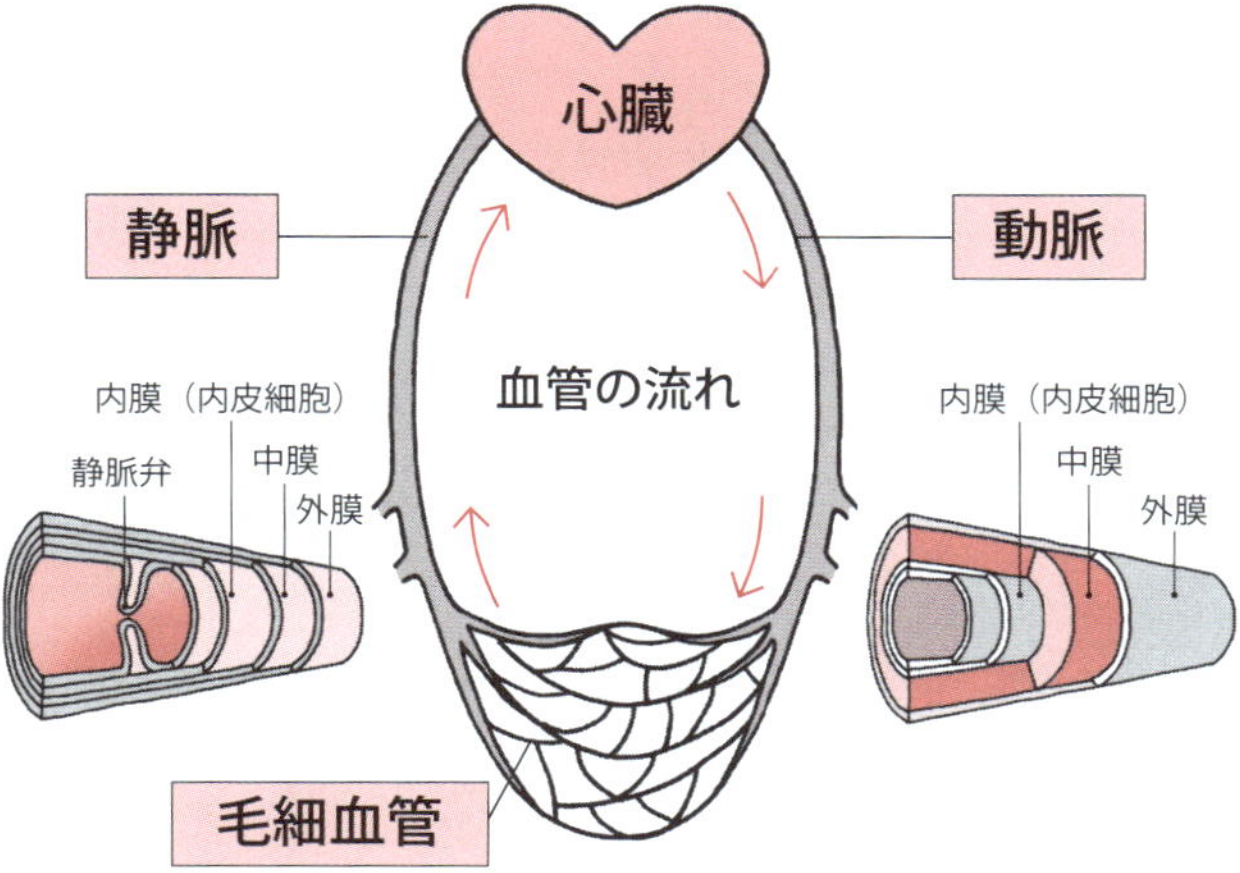

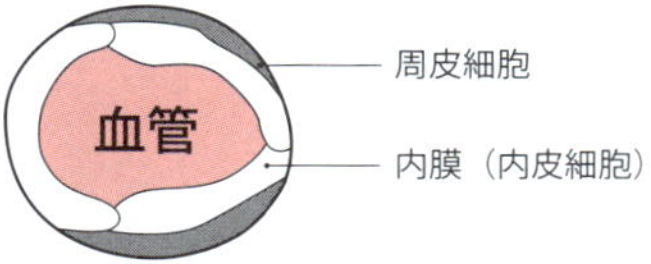

動脈・静脈は３層。毛細血管は内皮細胞のまわりを周皮細胞がとりまいている

血液を流すだけじゃない！　血管内皮細胞の働き

血管の内皮細胞は、動脈・静脈・毛細血管のすべてを合わせると、その長さは全長で10万m、地球を2周半する長さになります。

内皮細胞には2つの大きな役割があります。

ひとつは、必要なときに生理活性物質を出して、血管を保護する役目。例えば血管が傷ついたときに、血を固まりやすくするための成分を出す、異物が入ってきたときにそれに対応する物質を出す、白血球と連携して異物を除去する、酸化を防ぐなどの働きをします。

もうひとつは、一酸化窒素（NO）やエンドセリンなど、血管に働きかける多くの物質を放出し、血管の弛緩や収縮（血管のやわらかさや硬さ）を調節することです。つまり、血管にはそれ自体から成分を分泌する作用があるのです。

例えば一酸化窒素には血管を拡張させる働きが、エンドセリンには血管を収縮させる働きがあります。

このうち、血管をゆるめる際に大切になってくるのが、一酸化窒素の働きです。一酸化窒素は、血管壁に適度な刺激を与えて血管壁を広げるように働きかけます。また、血栓をできにくくし、血液中のＬＤＬ（悪玉）コレステロールなどが血管壁に侵入するのを防ぐ機能も果たしています。

もし、内皮細胞になんらかのストレスがかかると、高血圧や血栓などを引き起こしてしまいます。動脈・静脈の一番内側にあり、毛細血管そのものである「内皮細胞」の働きは、とても重要なポイントなのです。

よくいわれる「血液がドロドロになる」という言葉からは、血液の中身である血漿《けっしょう》成分や血球成分が原因で血管がドロドロになるとイメージしがちですが、実は血液の健康にはさまざまな成分を分泌する「内皮細胞」が大きくかかわっています。

内皮細胞の健康を保つことができれば、「血液サラサラ」は可能になるのです。

［カギは血管の一番内側にある「内皮細胞」にあり！］

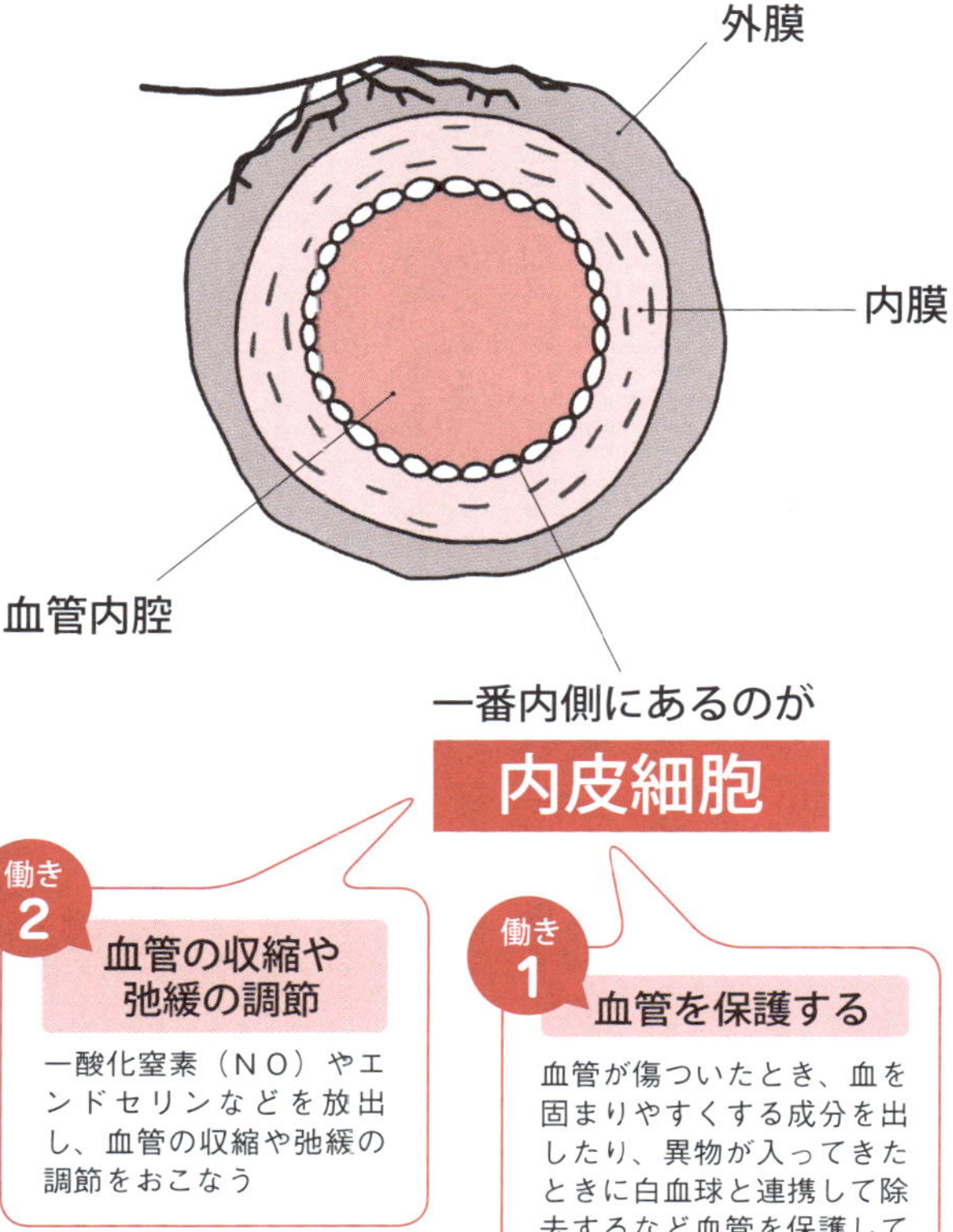

働き1 血管を保護する

血管が傷ついたとき、血を固まりやすくする成分を出したり、異物が入ってきたときに白血球と連携して除去するなど血管を保護してくれる

働き2 血管の収縮や弛緩の調節

一酸化窒素（NO）やエンドセリンなどを放出し、血管の収縮や弛緩の調節をおこなう

「血管の詰まり」はこうして起こる

病気の原因となる「血管の詰まり」にも、血管の内皮細胞が大きくかかわってきます。

血管の詰まりとは、血管内に血栓（血のかたまり）ができること。血栓は、血管内にできたかさぶたのようなもので、血栓ができれば、血液の流れをせき止めてしまうこともあります。また、血栓が重要な臓器につながる血管にできれば、生命の危機さえも起こります。

血管内に血栓ができるのは、手や足にかさぶたができるのと同じように、血管の内面が傷ついたり出血したときです。

では、それはどのようなときでしょうか？

高血圧や脂質異常症、あるいは糖尿病といったものが存在すると、それによって血管内が傷つき、出血します。するとそれを止めるために、血小板が集まり、止血をはじめます。

さらに血小板に加えて、内皮細胞からの物質と連携して血栓をつくり、完全に止血します。

血栓の一番の目的は、傷ついた血管からの出血を止めること。血栓により、破れた箇所は元通りになり、血管は修復します。

健康な血管であれば、血栓をつくる働きとともに、線溶《せんよう》作用といって、血栓を溶かす働きも備えられています。線溶作用も、内皮細胞によっておこなわれています。

通常は、たとえ血栓ができても、線溶作用によって血管が詰まることは起きにくく、元通りの血流が再開します。

ところが現代人は食生活や生活習慣の乱れ、ストレスなどさまざまな要因によって、この線溶作用が正常に機能しないことがあるのです。

その結果、血管内には血栓がどんどんたまっていき、溶けにくい状態になってしまいます。このことが病気を引き起こす血管の詰まりを招いてしまうというわけです。

[血管には血栓を溶かす作用がある]

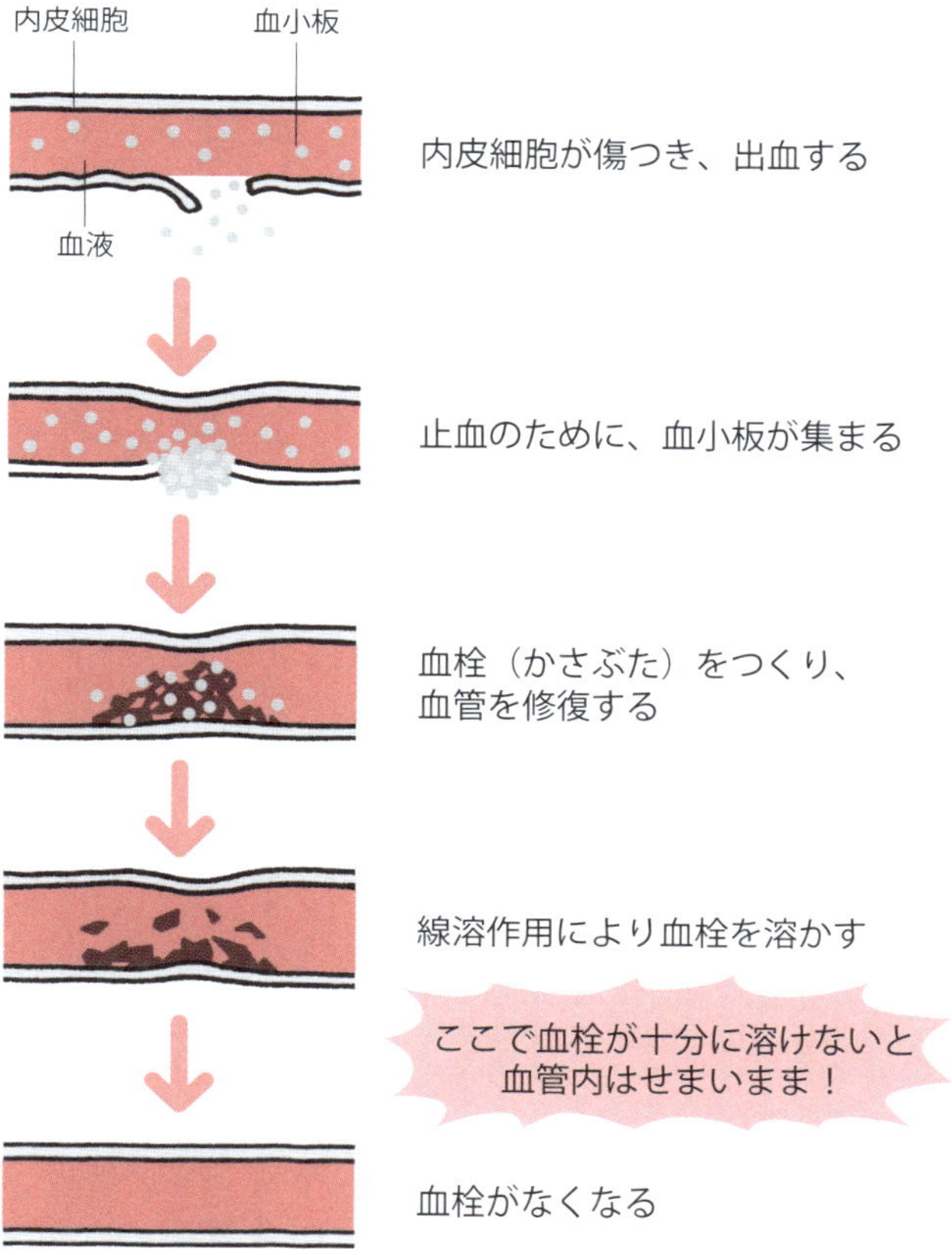

血管は「詰まったとき」より「あと」が怖い

実は、血管が詰まって怖いのは、詰まった「あと」です。詰まったあとの血液が再び流れ出したときに、ある種の障害が生じやすくなることがわかっています。

動脈硬化が進み、血管が詰まると、閉じた血管が収縮して血液を届けることができず、虚血状態になります。ホースが途中で断絶されてしまうと、その先まで水が届かないのと同じです。

すると、本来届けられるべき酸素や栄養素が届かないので、「緊急事態だ！」という信号が伝わり、その状態をしのぐために、さまざまな酵素やホルモンが分泌されます。

そこに血液が流れてくると、血液にもともと含まれていた酵素と新たに生じた酵素が反応して、過酸化水素などのさまざまな物質が生まれてきてしまいます。

また、細胞から分泌されるたんぱく質であるサイトカイン（生理活性物質）などに代表される、緊急事態を知らせる物質が全身に回ってしまい、新たな障害を生んでしまうこともあります。つまり、血管が詰まること自体も非常に怖いのですが、その後、体に悪影響を与えるさまざまな物質が出てしまい、それが再び血液が流れ出したときに全身に回ってしまうと、もっと怖いことになってしまうのです。

この再灌流《かんりゅう》が腎臓で起こった場合はどうでしょう。

再灌流によって発生した過酸化水素が腎臓のなかに入り込んでしまうと、腎臓のなかのあるたんぱく質のスイッチを押してしまいます。それがきっかけで急性腎不全が起こることがわかっています。

２０１２年、ハーバード大学の私の研究チームは、急性腎不全の発症にかかわるスイッチとなる「Ｇα12」というたんぱく質のメカニズムを発見しました。このＧα12の働きを抑えることが、急性腎不全の治療につながると期待しています。すでに、猫の急性腎不全に対する治療薬としても応用されつつあります。

[止まっていた血液が再び流れ出すと…]

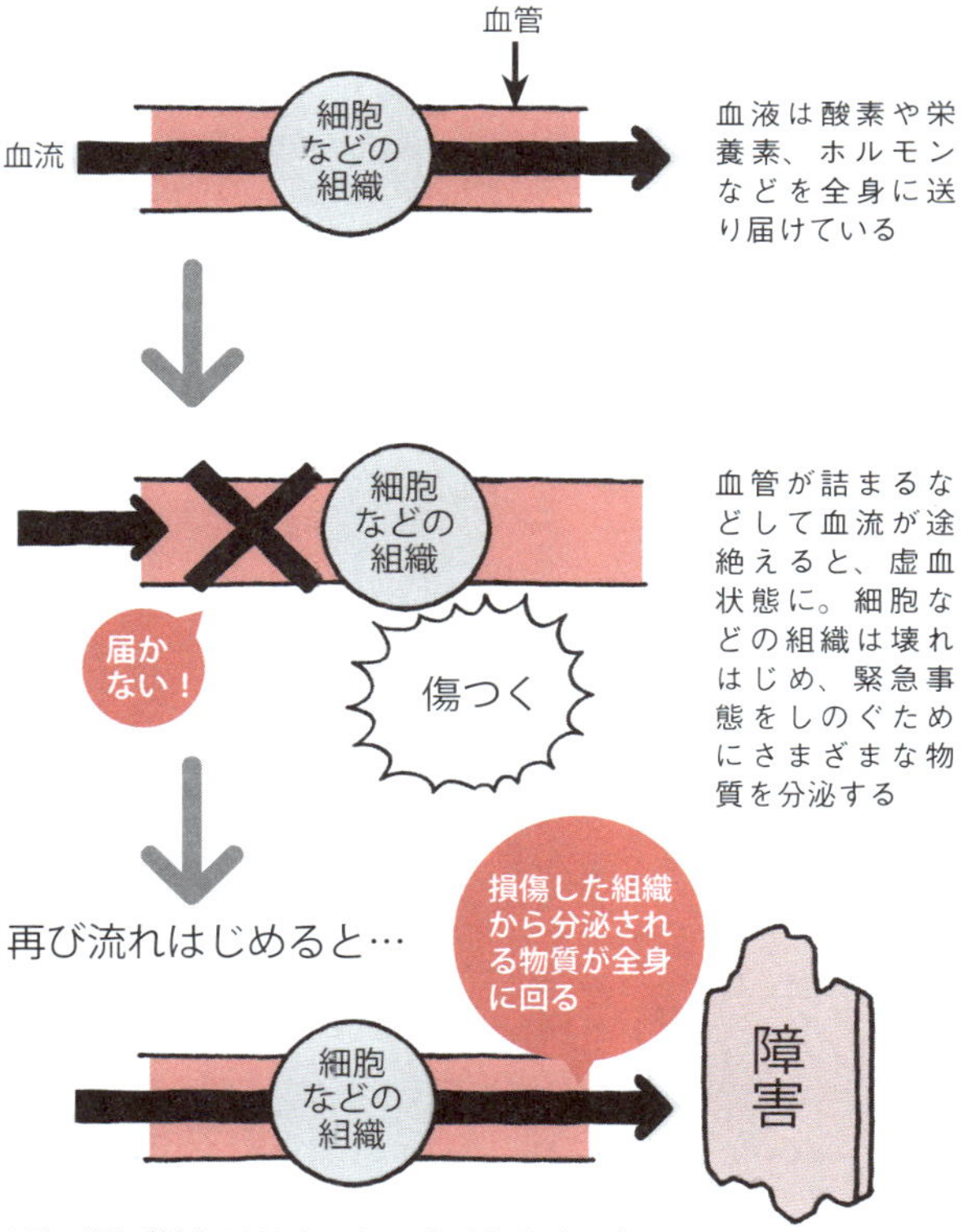

血液が再び流れはじめると、サイトカインなどの緊急事態を知らせる物質も全身に回ってしまい、新たな障害が生まれることも

脳梗塞も心筋梗塞も、原因は血管にある

動脈硬化が起こっている血管では、血栓を溶かす線溶作用が低下しているため、血管が詰まりやすくなります。

動脈硬化が進んでいくと、血液循環の流れは低下し、血行不良になって血液が届けられないということが起こります。それが「血液が詰まる」病気につながるというわけです。

例えば心臓の場合、心臓に血液を送る冠動脈で起こると虚血性心疾患（狭心症や心筋梗塞）になります。狭心症は、心臓につながる冠動脈という３本の血管のどこかがせまくなってしまい、その先の心筋に十分な血液が届けにくくなってしまう状態です。80～90％程度の狭窄《きょうさく》状態だと血流が低下して、その先の血管が虚血状態になります。

虚血状態になると血管が悲鳴を上げ、「緊急事態だ！」ということで内皮細胞からいろいろな物質が出てきます。そこに血流が流れてくると、その物

質を乗せて全身に流れ、さらにダメージを広げてしまうという悪循環に陥ります。

さらに、血管が１００％閉塞し、完全に閉じられてしまうと栄養分や酸素が途絶えてしまうので、その先の組織は死滅してしまいます。これが心筋梗塞です。

同じことが脳で起きれば、脳卒中（脳出血や脳梗塞）などにつながります。脳につながる太い血管が完全に閉塞してしまえば脳梗塞になります。

つまり、心筋梗塞や脳卒中などの命にかかわる病気は、臓器そのものが原因ではなく、すべて血管が原因で起こるものなのです。

血管が詰まるということは、血管自体の状態が悪いということを意味しています。

ということは、例えば心臓の血管が詰まった場合は、脳の血管でも同じことが起こり得るわけです。

血管の健康は、全身の健康のカギを握っているのです。

[動脈硬化が起こるメカニズム]

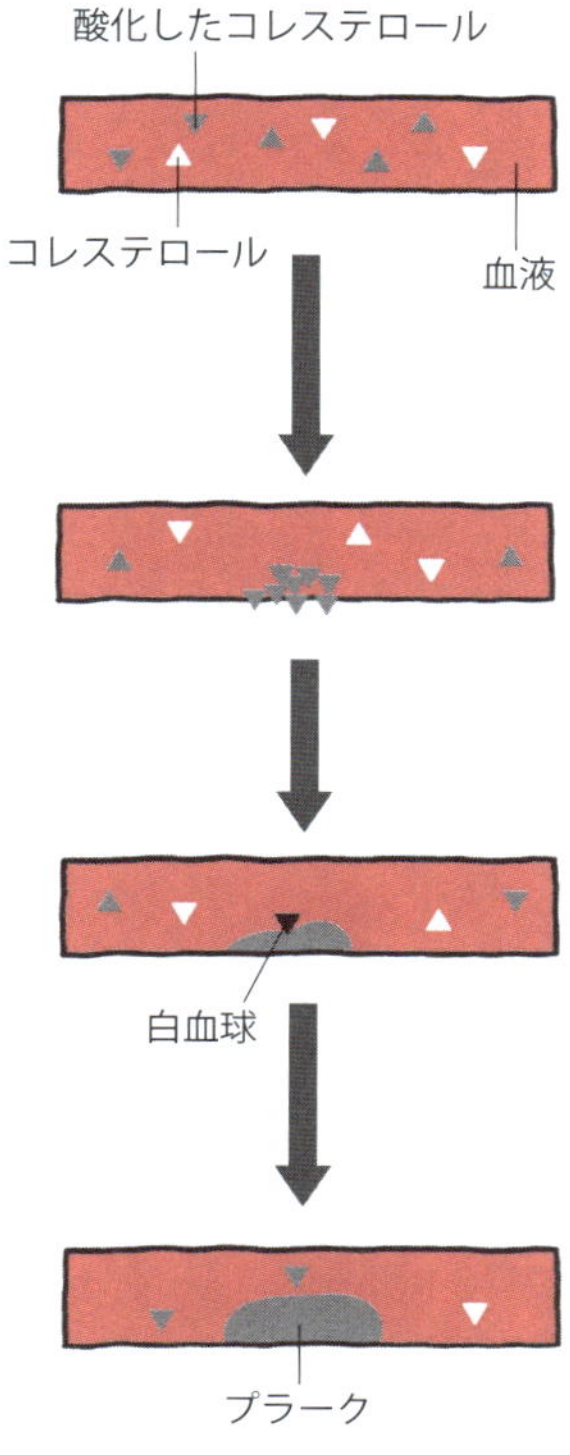

血液中のコレステロールが酸化する

集まった酸化コレステロールが内皮細胞や血管壁を傷つける

傷ついた場所に白血球が入り込み、マクロファージに変わる

マクロファージの残骸やコレステロールがたまり、プラークと呼ばれるコブができ、血管をせまくしてしまう

血圧が高くなる！

プラークがはがれると
血栓を引き起こす！

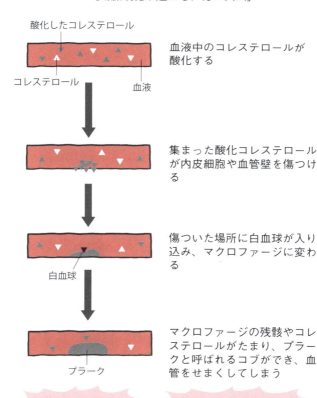

食事、タバコ、肥満…血管を傷つける危険因子

では、どんなことがきっかけで血管の内皮細胞は傷つくのでしょうか。

その筆頭が高血圧です。

加齢やさまざまな食生活や生活習慣によって内皮細胞は傷つきますが、高血圧の場合、血管を流れる血液の圧力が高いわけですから、血管は刺激を受け続けることになります。

その圧力によって血管壁が悪影響を受けます。硬くなり、傷ついた血管に圧の高い血液が流れ続ければ、血圧はさらに高くなっていくという悪循環になります。

先述したように、動脈硬化は血管の内側にある内皮細胞の隙間にコレステロールが入り込んで蓄積し、コブのようなものをつくります。するとせまくなった血管の内腔に同じ量の血液が流れようとしますから、やはり血圧は高くなってしまいます。

それ以外に、高血糖、脂質異常症、喫煙、肥満なども動脈硬化の危険因子です。

高血糖は、血液中にブドウ糖が高い濃度で存在している状態をいいます。ブドウ糖が増えすぎると、ＡＧＥｓ（終末糖化産物）と呼ばれる悪玉の物質が血液中に増えていき、血管の内膜を傷つける活性酸素を発生させてしまうのです。ＡＧＥｓも傷ついた血管の内膜にある内皮細胞に入り込み、動脈硬化を進めてしまいます。

脂質異常症に関しては、そもそも動脈硬化を引き起こす最大因子であるコレステロールがかかわっていますから、説明の必要はないでしょう。

また、たばこに含まれる一酸化炭素は、血管の内皮細胞を直接的に傷つけ、動脈硬化を促進します。

さらには、動脈硬化の危険因子を併せ持つことが多いのが、内臓脂肪型肥満の人。メタボ体型を放置していると、結果的に血管を傷つけ、心筋梗塞などの虚血性心疾患や脳卒中につながりやすくなってしまいます。

[メタボリックシンドロームの診断基準]

内臓脂肪の蓄積

・男性ウエスト周囲……85cm以上
・女性ウエスト周囲……90cm以上
（ウエストはへその位置で測る）

＋

以下の3つの項目のうち、2つ以上が当てはまる場合、
メタボリックシンドロームと診断される

脂質異常

● 中性脂肪……150mg/dl以上
● HDLコレステロール……40mg/dl未満
のいずれかまたは両方

高血圧

● 最高（収縮期）血圧……130mmHg以上
● 最低（拡張期）血圧……85mmHg以上
のいずれかまたは両方

高血糖

● 空腹時血糖値……110mg/dl以上

高血圧の９割は生活習慣とかかわっている

　高血圧は、その原因によって一次性と二次性の２種類に分かれています。一次性高血圧は本態性高血圧ともいわれていて、血圧が高くなる病気やホルモンの異常など、これといった原因が見当たらないものを指します。日本の高血圧の患者さん全体の９割を占めており、原因ははっきりとはわからないものの、食事や生活習慣が関係しているといわれています。

　これに加えて、一次性高血圧は遺伝的な要素などが考えられています。親が高血圧の場合、その子どもも高血圧の素因を持っている確率が高くなります。ただ、高血圧は必ず遺伝するというわけではありません。生活習慣に気をつけることによって、発症しないケースもあります。

　一方、二次性高血圧のほうは、腎臓の病気や甲状腺ホルモンや副腎皮質ホルモンの異常など、何か原因となる病気があって起こる高血圧のことです。日本の患者さんの約10％と割合は少なく、原因となる病気を治療することで、高血圧も改善します。

一次性高血圧のほうは、原因がはっきりしていない分、対応も患者さんによって違ってくることがあります。ただ、血圧が高くなるメカニズムはわかっていますから、対策はあるのです。

それが減塩です。

血液は心臓のポンプ作用によって全身に送り出されます。このとき、血液によって血管にかかる圧力が血圧です。つまり、心臓の拍出量と、血管の抵抗によって決まるわけです。

血管がやわらかくしなやかであれば、多少血液がたくさん流れても圧

［食塩摂取量の平均値の年次推移（20歳以上）］

（平成29年　国民健康・栄養調査より）

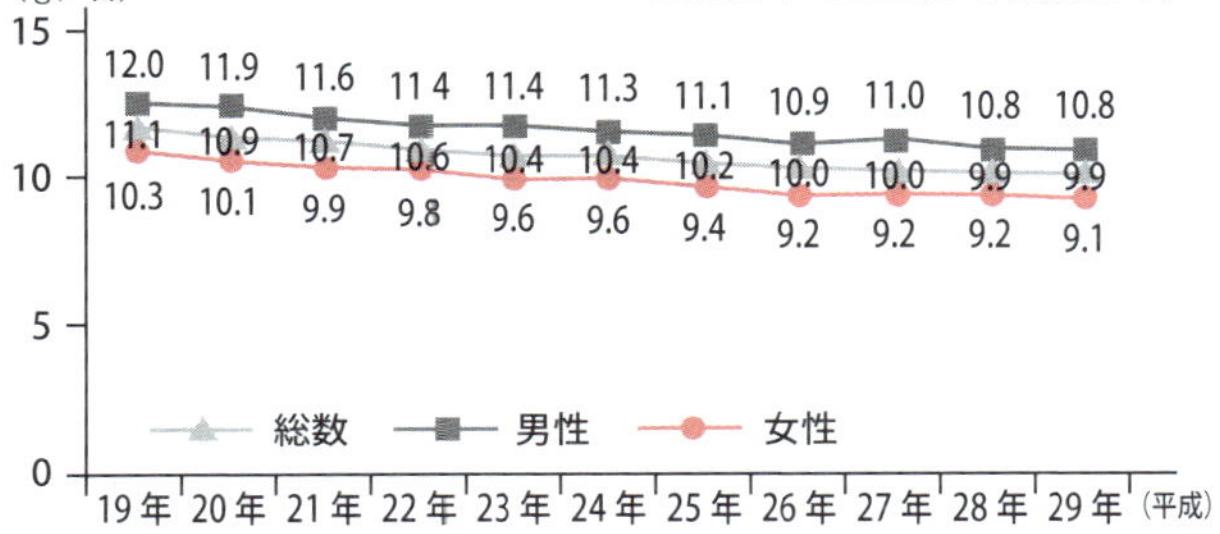

厚生労働省が推奨している日本人の食塩摂取量の目標値は、一日あたり、男性8g未満、女性7g未満となっているが、ほとんどの日本人の食塩摂取量はそれを上回っている

は上がりにくくなります。

それに対して、血管がごわごわと硬くなっている場合、そこに血液がたくさん流れたら、圧がかかります。動脈硬化になれば、血圧も上がりやすくなります。心臓の拍出量が増えれば、さらに圧がかかって血圧が上がります。

では、心臓の拍出量が上がるときとはどんなときでしょうか？　それが塩分を過剰摂取したときです。

塩分をとりすぎると、血液中の塩分が増加し、その塩分に伴って水が血管内に引かれてしまうため、血管内の血液量が増えてしまいます。す

［調味料に含まれる塩分の多さランキング］

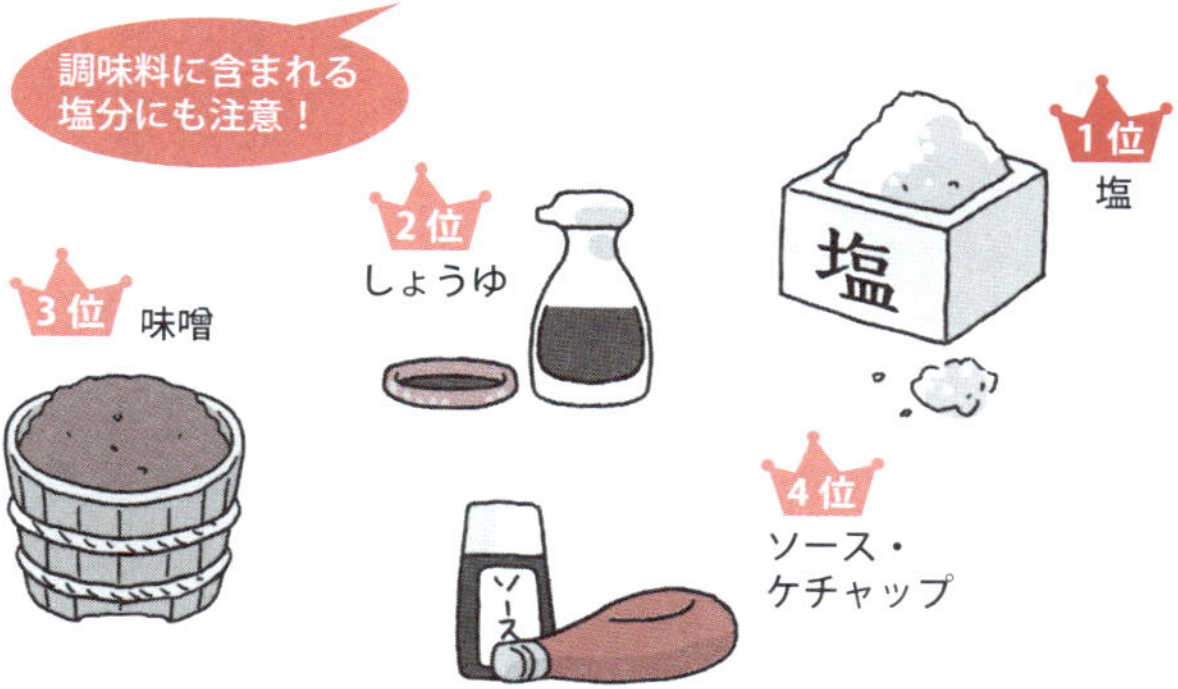
調味料に含まれる
塩分にも注意！
1位
塩
塩
2位
しょうゆ
3位
味噌
4位
ソース・
ケチャップ
ソース

ると血圧が高くなる傾向になります。

さらには塩分の過剰摂取によって血液中の塩分が増え、内皮細胞が傷つけられて、動脈硬化が進展しやすくなります。食生活で減塩に努めることで、血圧が安定することも少なくありません。

かつて平均寿命がワースト1位だった長野県は、食事指導により一躍長寿県への仲間入りを果たしました。その食事指導のメインは、減塩でした。長野県の取り組みは、塩分を適正な量にすることで、高血圧の改善やさまざまな病気の予防につながり、それが寿命をのばしたのだと考えられます。

もうひとつ、長野県で推奨していたのが、野菜をとることでした。例えば、味噌汁に野菜をたくさん入れることで、摂取する塩分量を減らしたり、糖質（ご飯やパン）の前に食べることで血糖値の上昇をゆるやかにするといった効果が考えられますが、野菜自体にも血圧を下げる効果があります。野菜に多く含まれているカリウムには、体内の余分な塩分（ナトリウム）を排出してくれる作用があるのです。

[減塩のコツ]

コツ1 加工食品を食べたり外食する回数を減らす

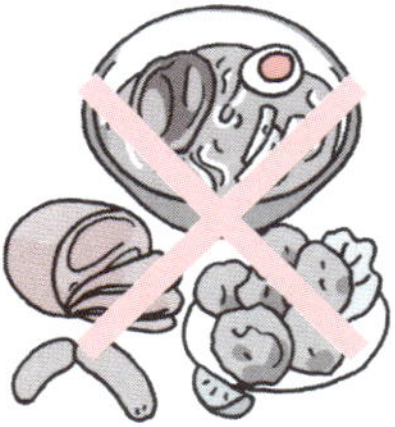

加工食品や外食のメニューには、多くの塩分が含まれている。食べる回数を減らせなければ、食事の量に注意しよう

コツ2 味噌汁に野菜をたくさん入れる

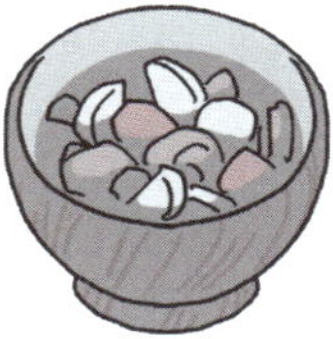

具だくさんにすることで味噌の塩分の摂取量を減らすだけでなく、野菜自体にも血圧を下げる効果がある

コツ3 カリウムを多く含む食材をとる

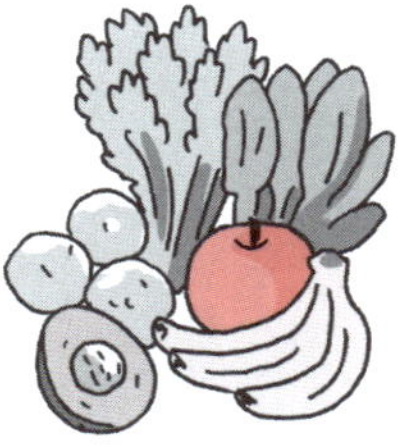

カリウムには、体内の余分な塩分（ナトリウム）を排出してくれる働きがある。カリウムの多い食材は、ホウレン草、春菊、ジャガイモ、アボカド、リンゴ、バナナなど

塩分だけでなく「糖質」にも注意が必要

血管の健康を保つためには、塩分を控えることも大切ですが、もうひとつ注意していただきたいものがあります。それが糖質です。

糖質は私たちの体のエネルギー源となる非常に重要な栄養素ですが、過剰な糖は脂肪となって体内に蓄積したり、血管を傷つけたりしてしまいます。

糖質は体内に取り込まれると、ブドウ糖の形で血液中を移動します。これが血糖です。この血糖を細胞のなかに取り込む働きをしているのが、インスリンというホルモンです。

血糖が細胞に取り込まれると、血糖値が低下しますが、インスリンが不足したりその働きが悪くなると、血糖値が高いままになってしまいます。これが糖尿病です。

では、血糖値が高い状態が続くと、何が起こってくるのでしょうか。

血液中の過剰な糖は、活性酸素を出し、それが血管内皮細胞を傷つけてしまいます。そうして傷ついたところにコレステロールなどがたまってしまうと、動脈硬化を引き起こします。

毛細血管の場合は、血管がもろく傷つきやすくなり、やがて壊れてしまいます。この毛細血管が壊れたことで起こってくるのが、１２０ページでも述べた糖尿病の合併症なのです。

健康診断では、空腹時血糖などをもとに糖尿病かどうかをチェックしていますが、実は空腹時血糖には異常がなくても、食後短時間で異常に血糖値が高くなる「食後高血糖」の人もかなりいることがわかっています。これは「血糖値スパイク」と呼ばれ、近年注目を集めるようになりました。

血糖値スパイクの状態は一種の「隠れ糖尿病」であり、食後高血糖が起きている人は血糖値が高いという自覚がないまま、毛細血管の劣化が進んでいる可能性があります。

血管の健康を考えるなら、高血圧に注意するのはもちろんのこと、高血糖にならないようにすることが大切です。そのポイントは、食事、特に糖質のとり方にあります。具体的なポイントは次項で説明しましょう。

［血糖値の変化］

正常な血糖値

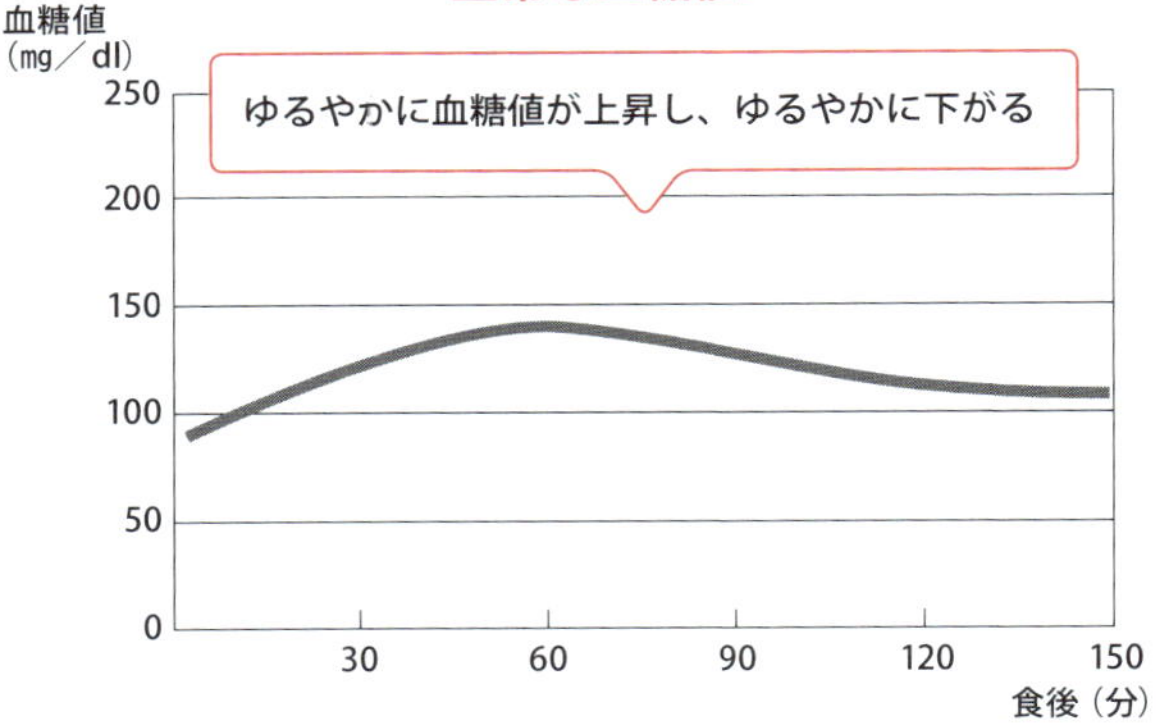

食後高血糖の血糖値

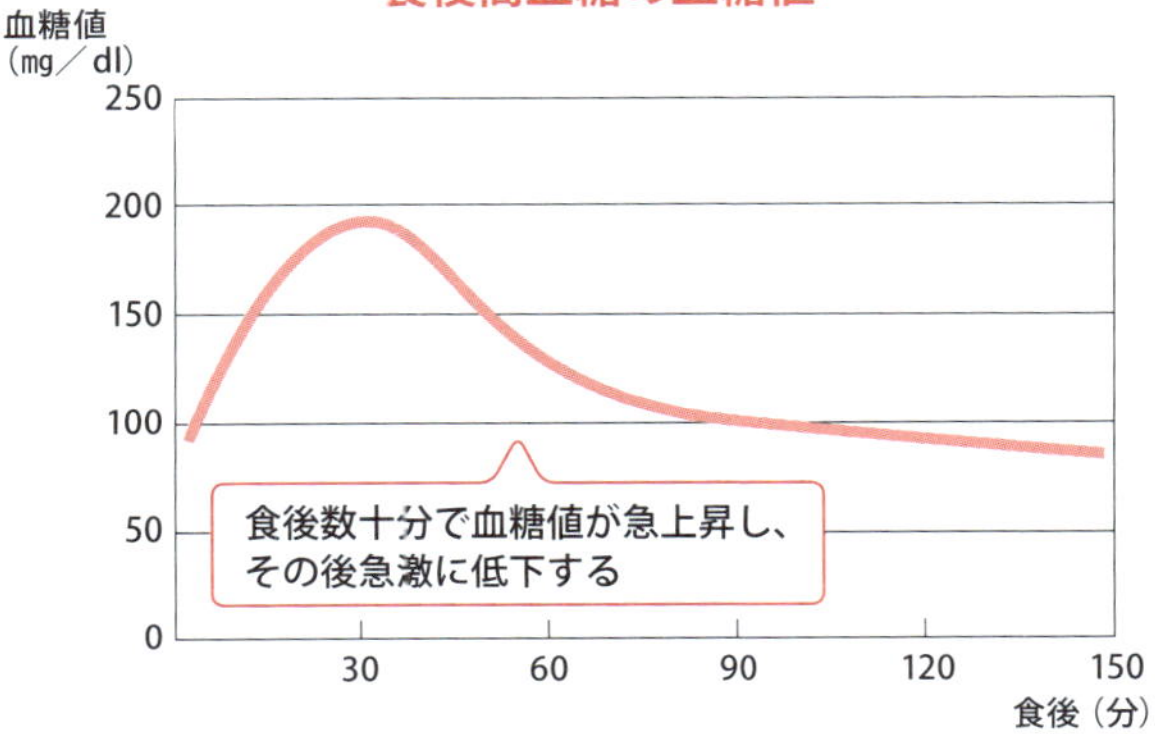

血管に負担をかけない「食べ順」とは

食事は生きていくうえでの楽しみのひとつですが、どんなにいい栄養をとっても、それが毛細血管を通じて全身に届けられなければ、意味がありません。栄養は、必要なときに必要な場所で利用されて、はじめて効果を発揮するのです。

反対に、いくら体にいいものでも、体にとって必要以上にとりすぎれば、それは利用されずに排泄されてしまいます。つまり、バランスとタイミングが重要だということです。

また、血管にとって有害となるものを入れないことも大切です。

それらを踏まえて、血管にいい食べ物、食べ方について解説していきましょう。

食事のとり方にはコツがあります。それはＧＩ値が低いものから食べることです。

ＧＩ（グリセミック・インデックス）値とは、ある食品を食べたときに、血糖値がどれだけ速く上がるかを、ブドウ糖を１００とした場合で比較する数値です。

ご飯やパン、パスタ、ジャガイモ、トウモロコシなど、糖質を多く含むものは、高ＧＩ（70以上）です。それに対し、肉や魚、乳製品、豆類などのたんぱく質を多く含む食品は、低ＧＩ（55以下）です。脂質も、血糖値をそれほど上げません。

前に、血管内の糖が過剰になると、内皮細胞を傷つけてしまうと述べましたが、血管の健康を保つためには、血糖値を急激に上げない食べ方をすることが大切です。

そこでおすすめしたいのが、食べる順番に気をつけること。

最初に、野菜や海藻などの食物繊維を食べます。これらの食品はＧＩ値が低いうえに、糖質の吸収をゆるやかにしてくれる効果があるのです。次に肉や魚などのたんぱく質をとります。そうして最後にご飯やパンなどの糖質をとるようにすれば、血糖値をゆっくりと上げていくことができます。

[GI値が低いものから食べよう]

食品	GI値	食品	GI値
餅	85	卵	30
精白米	84	牛乳	25
胚芽米	70	プレーンヨーグルト	25
玄米（五分づき）	58	ジャガイモ	90
玄米	56	サツマイモ	55
フランスパン	95	トウモロコシ	70
食パン	91	トマト	30
ライ麦パン	58	キュウリ	23
全粒粉パン	50	キャンディ	108
うどん	80	菓子パン	95
そうめん	68	スイートチョコレート	91
スパゲティ	65	アーモンド	30
ビーフン	87	ピーナッツ	28
春雨	50	コーヒー	16
十割そば(そば粉100%)	59	緑茶	10
肉類	45～49	紅茶	10
魚介類	40前後	白砂糖	110
豆腐	42	黒砂糖	99
納豆	33	はちみつ	88
チーズ	35	みりん	15

なるべくGI値が低い食材から食べるようにする。食べる順番は、①野菜や海藻などの食物繊維を含むもの→②肉や魚などのたんぱく質→③ご飯やパン（糖質）にすることで、糖質の吸収がゆるやかになり、血糖値の急上昇を防ぐ

血管にいい脂肪、悪い脂肪

血管にとって、脂肪は大敵と思っている人は多いのではないでしょうか。実際、血管内にたまった脂肪は、プラークというかたまりをつくり、血管を詰まらせてしまいますから、脂肪には注意が必要です。

特に、マーガリンやショートニングに多く含まれるトランス脂肪酸は、海外では規制がはじまっており、2018年にはアメリカやカナダにおいて食品使用が原則禁止となりました。日本でも、トランス脂肪酸の使用を控えるメーカーが増えてきています。

トランス脂肪酸は、もともと植物性油脂を原料にしている、人工的につくられた油です。バターなどの動物性油脂は冷えると固まりますが、マーガリンを冷蔵庫に入れても固まらないのはそのためです。

血管との関連でいえば、トランス脂肪酸はいわゆる悪玉といわれるLDLコレステロールを増やし、一方で善玉であるHDLコレステロールを減らしてしまうという論文も出ています。つまり、大量にとりすぎると、動脈硬化のリスクを高めるということです。なるべくとらないのがおすすめです。

一方で、血管にいい脂肪もあります。それがＥＰＡ（エイコサペンタエン酸）、ＤＨＡ（ドコサヘキサエン酸）という脂肪酸です。

２０１８年に「今年の一皿」（ぐるなび総研）に選ばれたサバは、このＥＰＡ、ＤＨＡともに豊富な魚です。ＥＰＡ、ＤＨＡはいずれも不飽和脂肪酸のオメガ３系という種類に属しており、日本の高血圧の食事指導でも摂取が推奨されています。

ＥＰＡは血小板凝集抑制効果、いわゆる血液サラサラ効果があるため、動脈硬化や心筋梗塞などの予防効果があることがわかっています。

また、ＤＨＡは脳の情報伝達をスムーズにする働きがあり、記憶力をアップさせる効果があります。ＥＰＡとＤＨＡは、サバ以外に、サンマ、イワシといった青魚に多く含まれています。

魚が苦手な人は、サプリメントで摂取する方法もありますので、血管と脳の若さを保つために取り入れてみてはいかがでしょうか。

[血管を詰まらせる脂肪、流れをよくする脂肪]

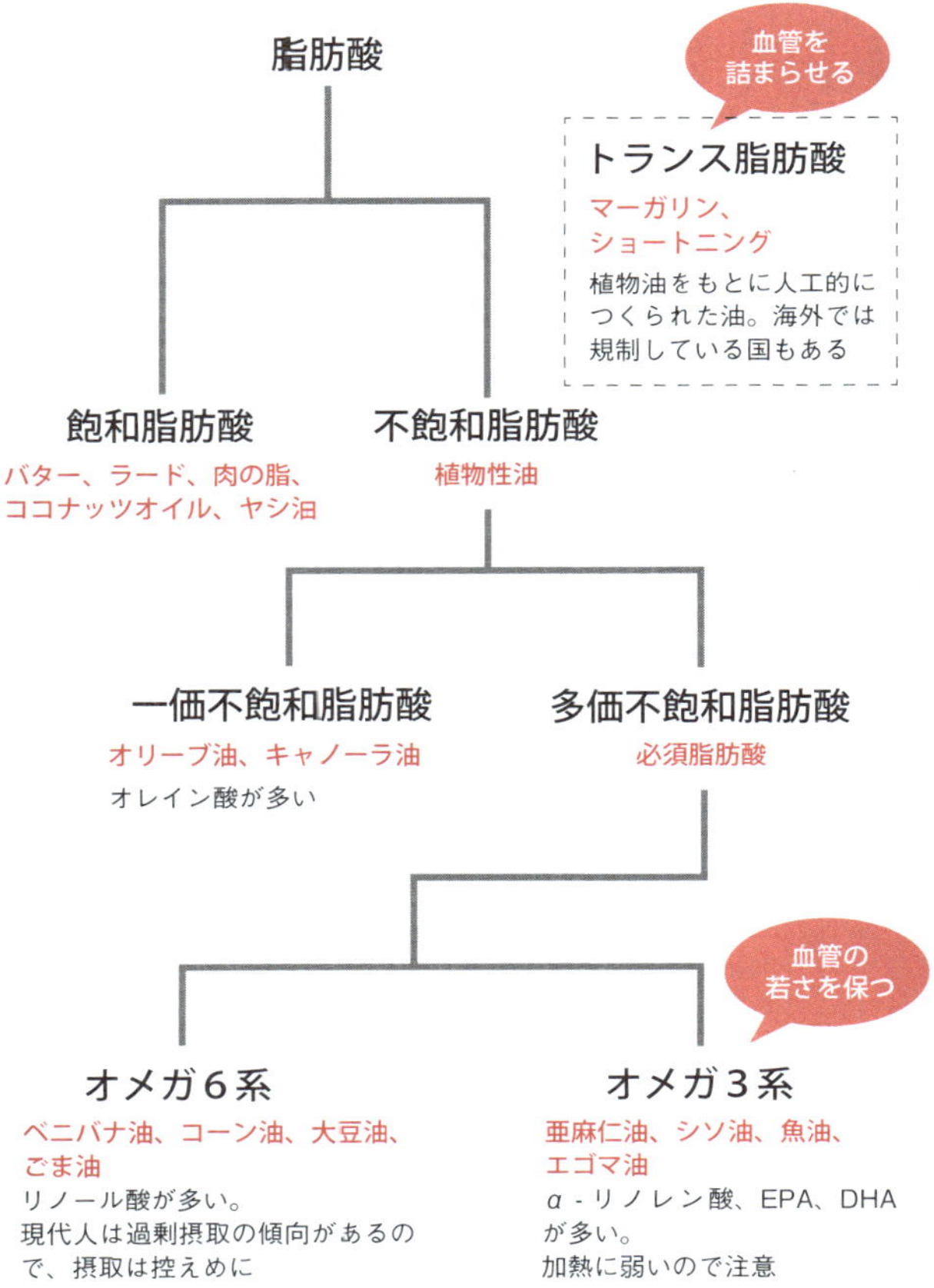

血管を傷つける活性酸素の問題点

「抗酸化作用」や「抗酸化物質」という言葉をよく聞くようになりました。

酸化とは、いわばサビです。つまり「抗酸化」とは、サビから身を守り、老化を防ぐということです。

私たちが生きて活動している限り、体内にある一つひとつの細胞も酸化して（サビて）いきます。この酸化を引き起こしている犯人が、活性酸素です。

では、なぜ活性酸素が生まれるのか？　カギを握るのはミトコンドリアです。

ミトコンドリアは私たちの細胞に存在する小器官で、エネルギーをつくり出す働きをしています。いわば「細胞内の発電所」というわけです。

ミトコンドリアは、呼吸から得た酸素を使ってエネルギーをつくります。しかしその過程で、活性酸素も発生させてしまうのです。

活性酸素には、体内で細菌やウイルスと闘う〝武器〟としての役割もありますが、過剰な活性酸素は、かえって自分の細胞や遺伝子を傷つけてしまいます。これが、老化や病気の原因になるのです。また活性酸素は、喫煙や紫外線を浴びること、精神的なストレスによっても増えていきます。

一方で、人間は同時に活性酸素に対抗する機能も持っています。それが冒頭でお話しした「抗酸化物質」です。

具体的にはＳＯＤ（スーパーオキシドディスムターゼ）という抗酸化酵素で、活性酸素を中和して無害化する作用があります。ただ、年齢とともにＳＯＤの産生は減っていきます。

また、私たちは自ら活性酸素を強力に中和する抗酸化物質をつくり出すこともできます。それが前にも紹介したメラトニンというホルモンです。メラトニンはこれまで発見された抗酸化物質のなかで、もっとも強い抗酸化作用を持っていることが確認されています。

私たちの体内では、年齢を重ねるごとに酸化も進んでいきます。だからこそ、「抗酸化」アプローチが重要なのです。

［活性酸素が老化を早める！］

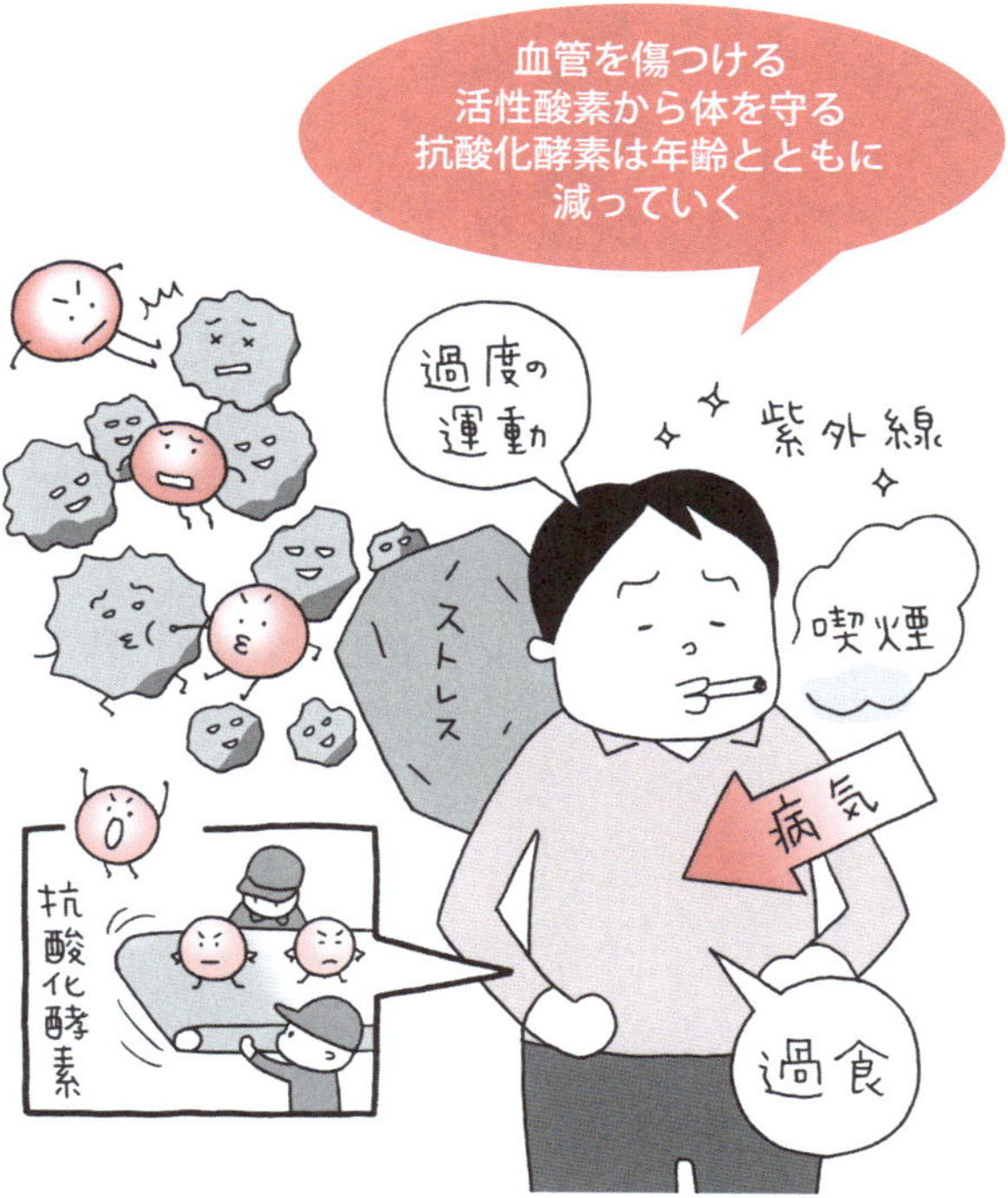

加齢とともに活性酸素は増えていき、細胞を傷つけ、遺伝子を傷つけ、血管や臓器も傷つけていく。活性酸素はストレスや喫煙、紫外線や過度の運動などでも増加する。同時に、活性酸素から体を守る抗酸化酵素を産生するものの、加齢とともにその量も減っていく

抗酸化食品で体のサビとりをしよう

血管だけでなく全身の老化の原因となる活性酸素は、できるだけ排除しておくことが大切です。ここでは、食事による抗酸化アプローチをご紹介しましょう。

実は食べ物のなかにも、抗酸化作用があるものがたくさんあります。代表的な抗酸化栄養素はビタミンＡとＣとＥです。

ニンジンなどに含まれるβ《ベータ》‐カロテンは、体内に入るとビタミンＡに変化し、活性酸素ができるのを防ぎます。

ビタミンＣはかんきつ類やベリー類の果物、パプリカやピーマン、ジャガイモなどに多く含まれています。ただし加熱すると栄養素が半分くらいに減ってしまうので、できれば生でとることをおすすめします。

ビタミンＥは小麦胚芽やナッツ類、ホウレン草、芽キャベツ、卵などに多く含まれています。カラフルな色の緑黄色野菜全般が、さまざまなビタミンを多く含む抗酸化食品ともいえます。意識して食卓に載せるようにしましょう。

ミネラルのひとつである亜鉛も、抗酸化力の高い栄養素です。亜鉛が多いのはなんといっても牡蠣《かき》。そのほかに魚介類や肉類などにも亜鉛が多く含まれています。

また、赤ワインや緑茶に多く含まれているポリフェノールも強い抗酸化作用を発揮します。そのほかに、ブロッコリー、タマネギ、リンゴ、大豆、ココア、コーヒーなどにも含まれています。

トマトの色素であるリコピン、サケやエビ、カニに含まれるアスタキサンチンもおすすめの抗酸化食品です。

血管の健康を保つには、不要なものをできるだけ取り込まないことが大切です。

同時に、取り込んでしまったものを排除してくれる掃除役（抗酸化食品）に活躍してもらうことがポイントです。

[抗酸化栄養素で体のサビを除去しよう]

栄養素	多く含まれる食材
ビタミンA	ニンジン、卵黄、ホウレン草、小松菜、鶏レバー、豚レバー、ウナギ
ビタミンC	ピーマン、ブロッコリー、柑橘類、イチゴ、アセロラ、パプリカ
ビタミンE	ナッツ類、小麦胚芽、ホウレン草、芽キャベツ、卵、アボカド、カボチャ
亜鉛	牡蠣、魚介類、肉類
ポリフェノール	赤ワイン、緑茶、ブロッコリー、タマネギ、リンゴ、大豆、ココア
リコピン	トマト、スイカ、ニンジン、柿、パプリカ
アスタキサンチン	サケ、エビ、カニ、イクラ

「腹八分目」で血管が若返る

私の親友であるマサチューセッツ工科大学レオナルド・ガレンテ教授の研究グループは、２０００年に「長寿遺伝子」を発見しました。

長寿遺伝子がオンになると、生物の寿命がのびます。そのスイッチを入れるのが、「カロリーリストリクション（カロリー制限）」です。具体的には、食事の量を総摂取カロリーの7～8割にすることで、長寿遺伝子がオンになるのです。

単なるカロリー制限ではなく、栄養バランスのとれた食事という前提で、1回の食事量を減らし、一日平均で7～8割減にもっていきます。昔からいわれる「腹八分目」は、医学的にも根拠があったのですね。

長寿遺伝子が作用するしくみを、簡単にご説明しましょう。

私たちの細胞は分裂して新しい細胞を複製することで、生命を維持しています。その細胞分裂の際、染色体の先端にあるテロメアという部分が短くなります。このテロメアによって細胞分裂の回数は決められています。細胞分裂ができなくなると、その細胞は死を迎えます。

しかし長寿遺伝子から分泌されるたんぱく質が、テロメアを保護する働きがあることがわかってきました。

細胞には最初1万塩基ほどのテロメアがありますが、細胞分裂により、それが1年で50塩基ぐらいずつ減少していきます。テロメアが5000塩基まで減ると、細胞分裂ができなくなります。

しかし長寿遺伝子をオンにするとテロメアが保護され、その結果、血管内皮細胞はもちろん、ほかの細胞も長持ちして、寿命がのびる可能性があると考えられます。

また、最近の研究では長寿遺伝子は時計遺伝子とリンクしているということもわかってきました。

少食とあわせて、体内時計に合わせた生活をすることが、長寿の秘訣であるといえるでしょう。

[カロリー制限で寿命がのびる!?]

カロリーリストリクションとは？

カロリーリストリクションとはカロリー制限のこと。ただし、その目的はダイエットではなく、アンチエイジング。カロリー制限で、長寿遺伝子のスイッチはオンになることがわかっている。長寿遺伝子は、カロリー過多や満腹の状態では働かない

↓

どんな食べ方をするの？

食事の回数を減らすのではなく、１回の食事量を減らす。つまり、昔からいわれているような「腹八分目」の食事をすることが大切

腹八分目の食事のコツ

器を小さいものに変える

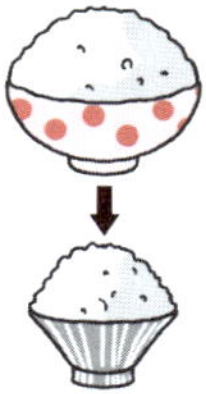

よく噛んで、ゆっくり食べる

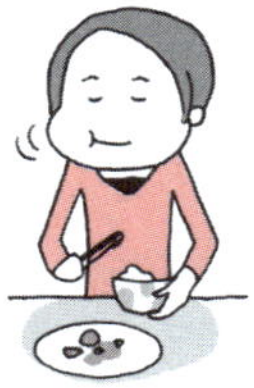

つくりすぎない、大皿に盛らない

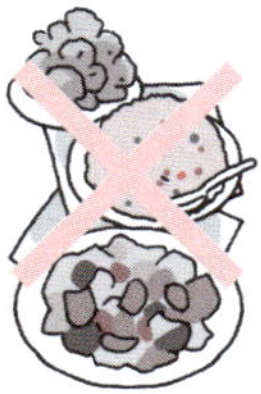

温かい汁物や、野菜から食べる

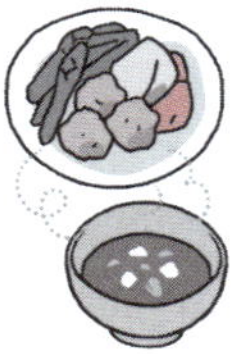

◆第4章◆

ホルモンと自律神経が決め手！

毛細血管を強くするヒント

ホルモンと自律神経は、体の二大制御機構

第2章で紹介した「毛細血管トレーニング」は、自律神経がメインになっています。そして、毛細血管にとってもうひとつ重要なものがあります。それがホルモンです。

ホルモンは自律神経と並んで、体の二大制御機構と呼ばれています。神経のひとつである自律神経がすばやく伝わるのに対して、ホルモンは血液のなかを移動し、ゆっくり作用するという持続性があります。

ホルモンは、体を制御するために特定の器官（臓器）でつくられ、特定の細胞で作用する化学物質で、体のすみずみまで張り巡らされた毛細血管は、そのホルモンを運ぶ大切なルートとなっています。

それぞれのホルモンには決まった受容体（レセプター）があり、その受容体でキャッチされることではじめて作用します。また、非常に微量でも作用し、脳にある視床下部《ししょうかぶ》では、常に適量になるようその分泌量を調整してい

ます。

ホルモンというと、女性ホルモンや男性ホルモンなどの性ホルモンを思い浮かべるかもしれませんが、私たちの体内には数百種類ものホルモンがあります。

ちなみに、前章で紹介したインスリンは血糖値を下げる働きをする唯一のホルモンですが、反対に血糖値を上げるホルモンには、アドレナリンやコルチゾールなど複数あります。

この本のなかで特に重視しているのは、眠っている間に分泌されるホルモンです。おもなものに、成長ホルモンやメラトニン、コルチゾールなどがあります。

これらのホルモンは、夜眠っている間に作用することで、体のメンテナンスをおこなっています。そのため、これらのホルモンが働く夜の時間帯に、ホルモンの通り道となる毛細血管というルートをしっかり確保することが大切です。

[体をコントロールするホルモンと自律神経]

- **ホルモン** ※分泌器官の一部
  - 卵巣（エストロゲンなど）
  - 筋肉（成長ホルモン、テストステロンなど）
  - 膵臓《すいぞう》（インスリン、グルカゴン）
  - 副腎《ふくじん》（コルチゾール、アルドステロンなど）
  - 松《しょう》果《か》体《たい》（メラトニンなど）
- **自律神経**
  - 副交感神経（夜間優位になる）
  - 交感神経（昼間優位になる）

ホルモンは特定の器官でつくられ、毛細血管を通じて体内を移動し、特定の細胞で作用する。ホルモンが分泌されていても、その細胞まできちんと運ばれなければ、体の調整がうまくいかない

毛細血管は、交感神経が優位になると収縮し、副交感神経が優位になると拡張する。体のすみずみまでホルモンが行きわたるようにするには、夜の睡眠時に毛細血管を拡張させるのが理想的

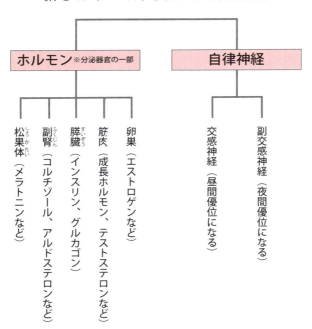

ホルモンのカギを握る睡眠の質

私たちの体内では、日夜数百種類のホルモンが生み出され、それらが健康を保ってくれています。脳の働きに関係するもの、消化や吸収に関係するものなど、さまざまなホルモンが働いていますが、なかでも毛細血管と関係が深いのが、睡眠中に分泌され、体のメンテナンスをしてくれるホルモンです。

睡眠時間が短いと、これらの重要なホルモンが分泌されても、毛細血管がそれを全身に運んで、傷ついた細胞を修復させる時間がありません。つまり、ホルモンという素晴らしい「材料」を持っているにもかかわらず、十分に使うことができなくなってしまうのです。

すでに述べたように、最も健康で長生きをしている人の睡眠時間は、７時間といわれています。これよりも短くても、逆に長くても死亡率が高くなるというデータがあります。

ただし、睡眠は〝量〟が確保できればいいかというと、そうではありません。

〝質〟もまた大切なのです。

睡眠の質を見極めるポイントが、「レム睡眠」と「ノンレム睡眠」です。

睡眠には、
・レム睡眠…体は休んでいるが脳は活動している状態（夢を見る）
・ノンレム睡眠…脳が深く眠っている状態（夢は見ない）
の2種類があります。

眠りに落ちると、最初にレム睡眠に入り、次にノンレム睡眠に入ります。私たちは眠っている間に、大体90分間隔でレム睡眠とノンレム睡眠を繰り返しています。その回数は一晩で5回ほどになります。

では、7時間程度眠ればどの時間に寝てもホルモンが働いてくれるかというと、そうとも限らないのです。

私たちの体には、体内時計でコントロールされている3つの生体リズムがあります。それが、
①睡眠と覚醒のリズム
②メラトニン（ホルモン分泌）のリズム

③深部体温のリズム
　です。
①の「睡眠と覚醒のリズム」は、明るくなると目覚め、暗くなると眠るというリズムです。これはレム睡眠に影響を与えており、明け方にレム睡眠が多くなる傾向があります。
②の「メラトニンのリズム」は、このあと述べるメラトニンホルモンとかかわっています。メラトニンは光の影響を受けるため、いつ、どのように光を浴びるかが重要です。
③の「深部体温のリズム」は、部屋の温度などの外的な要因とは別に変化する、私たちの体の深部の体温の変化です。一日のなかでも朝と夜とでは深部体温の差は1度ほどあり、午後2〜4時頃に最も高くなり、深夜2〜4時頃最も低くなります。この体温が低い時間帯に副交感神経が優位になることがわかっています。
　この3つの生体リズムをそろえることが、質のいい眠りを得るポイントなのです。

成長ホルモン……体の修復・再生を促す若返りホルモン

成長ホルモンはアンチエイジングに欠かせないホルモンで、新陳代謝を促すメンテナンス的な役割を果たしています。もちろん健康な血管を維持するのにも欠かせません。また、脂肪を分解してエネルギーに変える働きもあります。

子どもの場合、文字通り骨や筋肉を成長させるために欠かせません。成長期の子どもにとって睡眠が重要なのはそのためです。

成長ホルモンの分泌は体内時計の影響を受けず、先ほど述べた「ノンレム睡眠」と関係しています。最初のノンレム睡眠が訪れたときが最も多く、眠りはじめの3時間で7割分泌されることがわかっています。

成長ホルモンは、「睡眠と覚醒のリズム」と関係が深く、眠る時間によっては成長ホルモンの分泌が減少することがわかっています。先ほど、明け方にレム睡眠が多くなると述べましたが、深夜の3時頃に寝た場合、レム睡眠とノンレム睡眠が競合して、眠りが浅くなる傾向があるのです。

その結果、ノンレム睡眠が少なくなり、成長ホルモンが出にくくなってしまいます。

実際、完全に昼夜逆転の生活を送っていると、成長ホルモンの量が半減してしまうというデータもあります。

さらに40代以降では、ホルモン全体の分泌量も低下していく傾向にあります。

それまで多少乱れた生活を送っていて大丈夫だった人も、体調を崩しやすくなるので、注意が必要です。

［成長ホルモンが最も分泌されるのは寝入りばなの１～２時間］

（23 時就寝の成人の例）

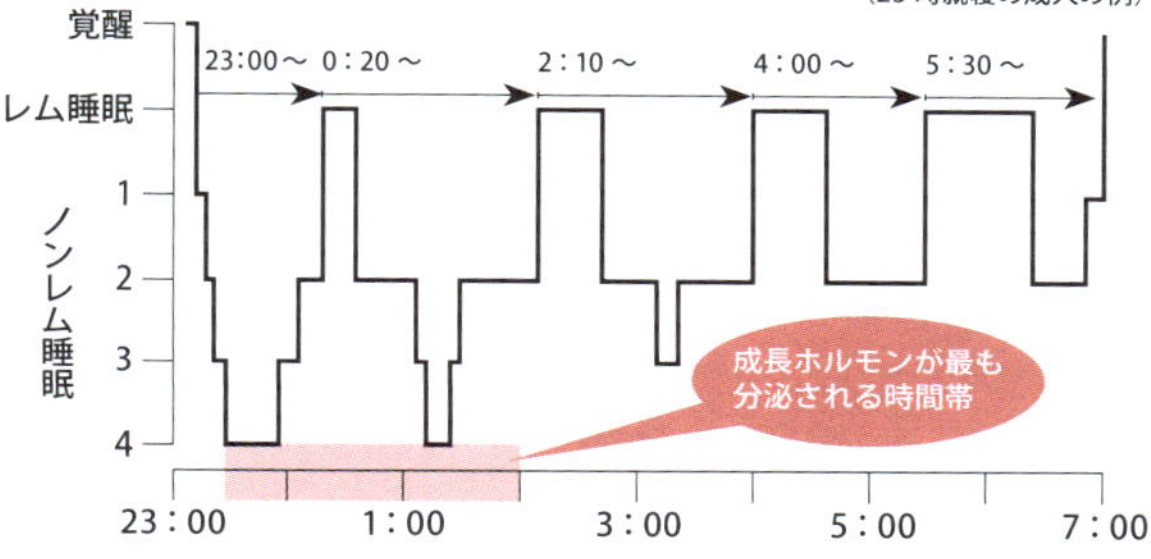

レム睡眠とノンレム睡眠は 90 分サイクルで一晩に５回ほど繰り返される。成長ホルモンが最も分泌されるのは最初に訪れるノンレム睡眠中

メラトニン……体内の排ガスを消し去る空気清浄機

メラトニンには、

①自然な眠りへと誘う「睡眠ホルモン」としての働き

②免疫細胞をつくり出す胸腺を刺激する「免疫力強化」の働き

③体内の排ガスともいえる活性酸素を除去する「抗酸化」の働き

の3つがあります。

毛細血管にとって、メラトニンは活性酸素を消去してくれる空気清浄機のような存在であり、最強の抗酸化物質なのです。

メラトニンは体内時計の影響を受けており、その分泌のコツは眠るタイミングにあります。

メラトニンは、朝、太陽の光を浴びることで、その光刺激が脳に伝わり、分泌のタイマーがセットされます（直接太陽を見る必要はなく、光を浴びる程度で十分です）。脳の松果体からの分泌がはじまるのは、その15時間後。

ということは、太陽の光を浴びて15時間後に眠っていないとメラトニンの恩恵が受けられないのです。

この太陽の光というところがポイントで、メラトニンに働きかけるには、最低でも1500～2000ルクスの照度が必要なのです。蛍光灯などの照明は500ルクス程度しかないため、メラトニンを出すには到底足りません。

一方、太陽の光であれば、曇りや雨の日の朝でも効果が得られます。睡眠時にメラトニンにしっかり働いてもらうためには、朝起きて太陽の光を浴びることが肝心です。

［メラトニンの一日の分泌サイクル］

（6時起床23時就寝の場合）

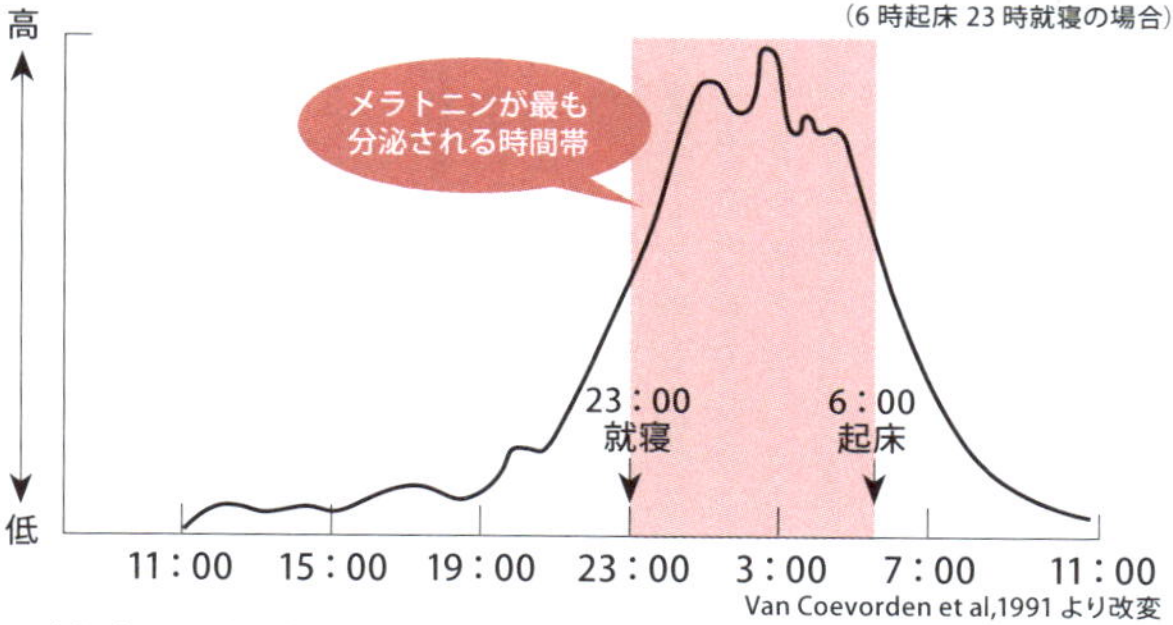

6時起床の場合、起床から15時間後の21時あたりで分泌がはじまる。23時～6時といった睡眠パターンならメラトニンの恩恵を十分受けられる

コルチゾール……メリハリのある生活リズムをつくる

コルチゾールは、ストレスがかかったときに分泌されるストレスホルモンとしてよく知られています。

血圧や血糖値を上げたり、ストレスに強くなる作用があるのですが、それが続くと胃潰瘍を引き起こしたり、脳の海馬を萎縮《いしゅく》させることがわかっています。

適量ならば、脂肪を燃焼させたり、体内の炎症を鎮める働きをしてくれるコルチゾールですが、ストレスの多い現代社会は、コルチゾールのマイナス面のほうが強く出てしまっている状態といえます。

コルチゾールの一日の分泌量は一定ではありません。午前3時頃から明け方にかけて多く分泌され、覚醒を促します。通常、早朝にピークを迎えたあとは、午後から夕方にかけて、量が減っていきます。

コルチゾールには交感神経を優位にする働きもあるため、夜、副交感神経を優位にして血管をゆるめるには、コルチゾールの日内変動に合わせた生活パターンを送るのが大切です。

そのためには、交感神経が優位になっている日中の「活動モード」のときに仕事や家事をおこない、副交感神経が優位になる夜の「リラックスモード」のときにゆっくり休むことがポイント。

忙しいと、ついつい夜遅くまで働いてしまいがちですが、夜はしっかり休んで翌日朝から働くほうが、仕事だけでなく体にとっても効率がいいのです。

［睡眠中に出るホルモン分泌量の変化］

（夜12時就寝、朝７時起床の場合）

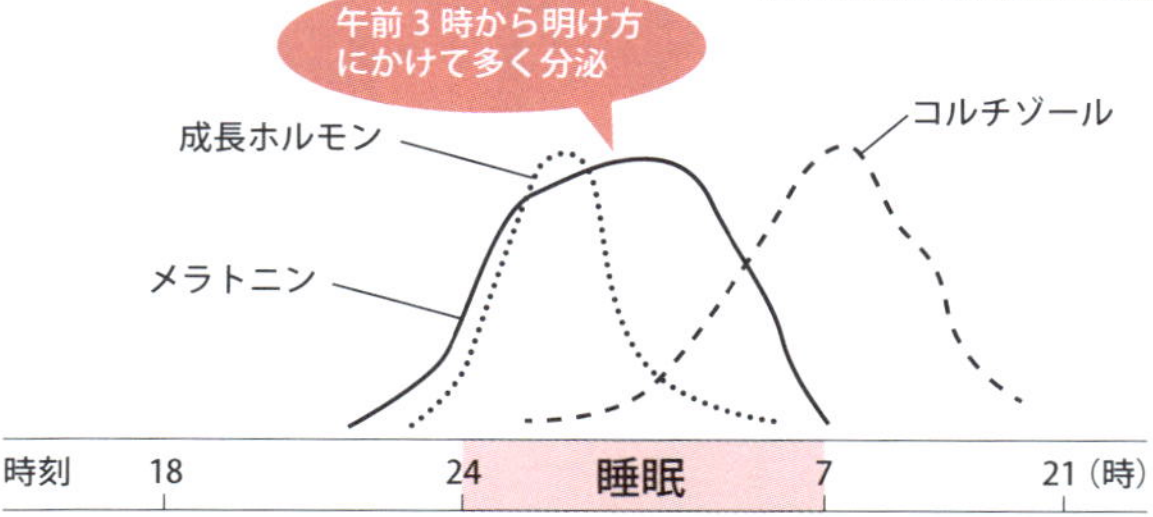

『やさしい生理学（改訂第５版）』（森本武利・彼末一之編、南江堂）より改変

睡眠中にメラトニンと成長ホルモンが分泌され、明け方にコルチゾールが分泌される

ほかにもある！　血管に欠かせないホルモンたち

ここまで、睡眠と関係が深いホルモンについて解説してきました。それ以外にも重要なホルモンをいくつかご紹介しましょう。

●プロスタグランジンD_2……深い眠りで動脈硬化を予防する

脳を包む「くも膜」と脳室内の「脈絡叢《みゃくらくそう》」でつくられ、脳脊髄液に乗って脳内を循環するホルモンです。

私たちがおこなった研究で、プロスタグランジンD_2には動脈硬化の予防効果があることがわかってきました。動脈硬化を引き起こす一酸化窒素の合成酵素の抑制、エンドセリンという血管収縮物質の抑制など、動脈硬化の原因物質を減らす作用があるのです。

プロスタグランジンD_2はノンレム睡眠時に分泌されます。つまり、深い眠りには動脈硬化の予防効果があると考えられます。

●DHEA……性ホルモンのもとになる

若さを保つホルモンといわれ、性ホルモンの供給や、血管と筋肉を維持する働きがあります。過剰なストレスがかかると消費されてしまいます。やはり、ストレスは老化のもとなのです。筋肉をある程度つけることで増やすことができます。

●セロトニン……脳の神経細胞を活性化する

ハッピーホルモン、幸せホルモンなどとも呼ばれ、脳の神経細胞を活性化する働きがあります。

一方で、セロトニンが不足すると、うつ病などの精神疾患を引き起こす可能性が高くなります。セロトニンを分泌させるには、日中に太陽の光を浴びて、活発に活動することが必要です。

実は昼間分泌されたセロトニンは、夜になるとメラトニンに変化します。つまり、メラトニンを増やすには、昼間の過ごし方が大切なのです。

自律神経・ホルモンと体内時計の関係

私たち人間は朝起きて、日中に活動し、夜になったら眠るというサイクルで暮らしています。一日約24時間のサイクルになっていて、このリズムはあらかじめ組み込まれています。これを「サーカディアンリズム（概日リズム）」といい、人間だけでなくほとんどの生物がこのリズムを持って生きています。ただし、サーカディアンリズムは、時間にすると24時間11分。地球が1回転する24時間とは、11分のずれが生じます。

サーカディアンリズムを刻んでいるのが、これまで何度か登場した「体内時計」です。私たちの生体リズムをつくり出す体内時計は、「時計遺伝子」がコントロールしています。

人間の2大制御機構であるホルモン系と自律神経系も、この時計遺伝子の働きと深くかかわっています。ホルモンの分泌や自律神経の活動は、時計遺伝子の指示によって大きく変動します。

体内時計の中枢は、脳の視交叉上核《しこうさじょうかく》というところにあります。脳のなかに体内時計があることはずいぶん前から知られていましたが、最近になって、体中のほとんどの細胞にも時計遺伝子が存在することがわかってきました。つまり、体中の細胞でも、体内時計と同じように、リズムを刻んでいたのです。脳にある体内時計を「親時計」、体中の細胞にある時計を「子時計」とし、親時計と子時計は、お互いに連絡を取り合って、体全体でサーカディアンリズムを刻んでいます。

実は、親時計から子時計に連絡をするときには、自律神経を使っています。例えば朝起きて、体が活動的なリズムを刻みはじめると、それが自律神経を通して子時計にも伝わります。夜になると体がリラックスし、休息に入るリズムが自律神経を通して子時計に伝わります。

また、体内時計は光の影響を受けやすくなっているため、朝起きて、明るい太陽の光を浴びれば、体内時計はリセットされます。これによって、サーカディアンリズムの11分のずれを調整することができるのです。

［体内時計は光の影響を受けやすい］

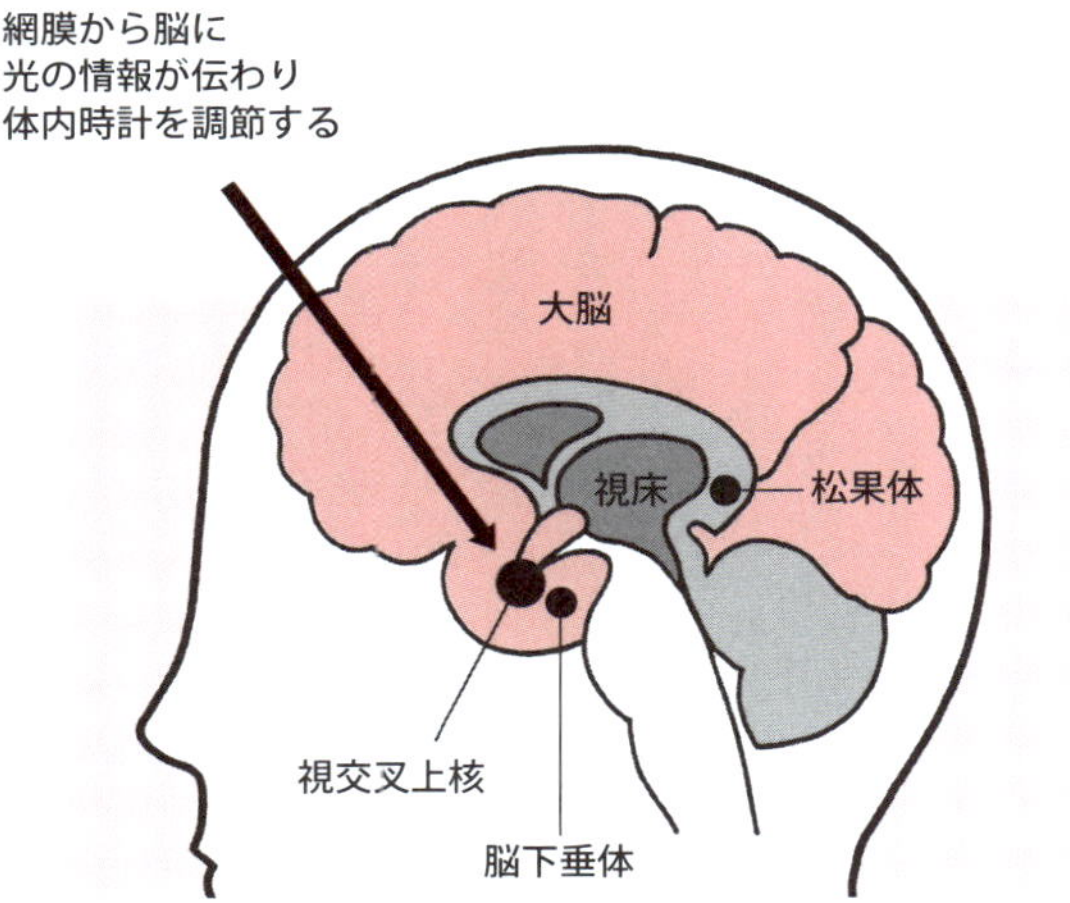

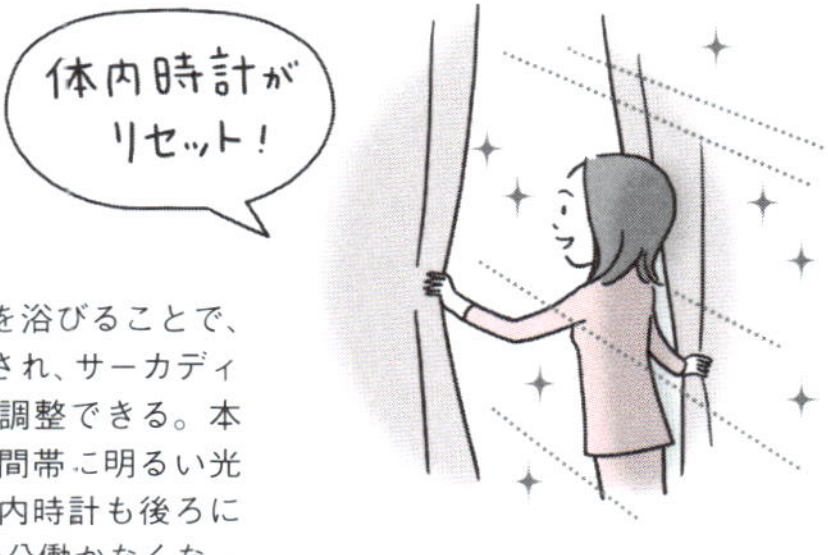

朝起きて、太陽の光を浴びることで、体内時計はリセットされ、サーカディアンリズムのずれを調整できる。本来暗いはずの夜の時間帯に明るい光を浴びてしまうと体内時計も後ろにずれ、副交感神経が十分働かなくなってしまう

寝る前の「光」が睡眠の質を左右する

光には体内時計をリセットする働きがあると述べましたが、光の使い方次第では体に悪影響を及ぼすことがあります。光が体に与える影響の大きさを示した、ある実験をご紹介しましょう。

ハーバード大学で私もかかわった実験で、スマートフォンやタブレットなどの電子端末を寝る前に使うことによって、どれくらい睡眠に差が出るのかを比較したものです。

まず参加者には、朝起きる時間や夜寝る時間、過ごす部屋の照度等、同じ条件で1週間程度過ごしてもらいます。このように参加者たちの生活リズムを同じにしてから、実験を開始します。

実験参加者を2つのグループに分け、起床時間、就寝時間、睡眠時間、食事の時間や内容等、すべて同じように過ごしてもらいます。ひとつだけ違うのは、寝る前に1～2時間、タブレットで本を読むか、紙の本を読むかという点です。

結果はどうなったかというと、タブレットのグループは本のグループに比べて睡眠が浅くなり、入眠時間も長くなっていました。つまり睡眠の質が悪くなっていたのです。

原因として考えられるのが、パソコンやスマートフォンなどのLED液晶ディスプレイから出る「ブルーライト」という青い光です。

ブルーライトは目に強い刺激を与えてしまうと同時に、視神経を刺激してメラトニンの分泌を抑えてしまいます。

最近では、電子端末に光を抑える機能が備わっていたり、ブルーライトカットの眼鏡が販売されていますが、それらを使ってもやはりメラトニンは減少する傾向にありました。

体内時計に合わせて質のいい睡眠を得ることを考えると、少なくとも寝る2時間前にはテレビを観たり、スマートフォンやパソコン、タブレットを使ったりするのは控えたほうがいいでしょう。

［光が睡眠に与える影響］

起床時間、就寝時間、食事の時間・内容など、
一日の過ごし方は同じ

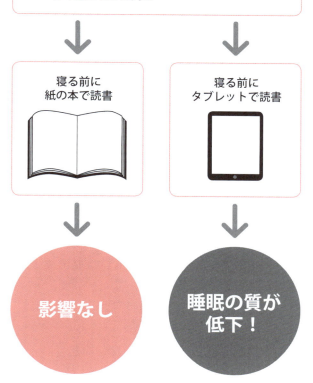

↓

寝る前に
紙の本で読書

↓

影響なし

↓

寝る前に
タブレットで読書

↓

睡眠の質が低下！

眠っている間に免疫力がアップする

免疫力とは、私たちの体にもともと備わっている、病原体から体を守る力のこと。睡眠は、この免疫力アップにもかかわっています。

風邪をひきそうなときに、一晩寝て朝起きたら治ってしまったという経験がある人は多いでしょう。これは、しっかり休んだからというだけではなく、寝ている間に体がメンテナンスされ、免疫力が高まってウイルスを退治したからでもあります。

また、免疫はウイルスなどの外敵から体を守るだけではなく、体内で発生したがんも退治する働きを持っています。質のいい睡眠をとることによって、私たちは自分自身の体を守っているのです。

免疫に関係するおもな細胞には、顆粒球《かりゅうきゅう》、リンパ球（T細胞とB細胞）、マクロファージ、樹状《じゅじょう》細胞などがあり、なかでも顆粒球やリンパ球はまとめて白血球と呼ばれます。顆粒球はおもに体内に侵入してきた細菌や真菌などを飲み込み、感染を予防する働きがあります。一方、リンパ球はウイルスやがん細胞などと闘います。

　これらの免疫担当細胞は自律神経にも関係があり、交感神経が優位に働く日中には顆粒球が活発に働きます。副交感神経が優位に働く夕方以降から睡眠中は、リンパ球が活発に働きます。つまり、睡眠がしっかりとれていないと、ウイルスやがん細胞を攻撃できず、増えてしまう可能性があるのです。

　しっかり睡眠をとると同時に、これらの免疫物質を運ぶ毛細血管も増やしていくことが大切です。

[自律神経と免疫力の関係]

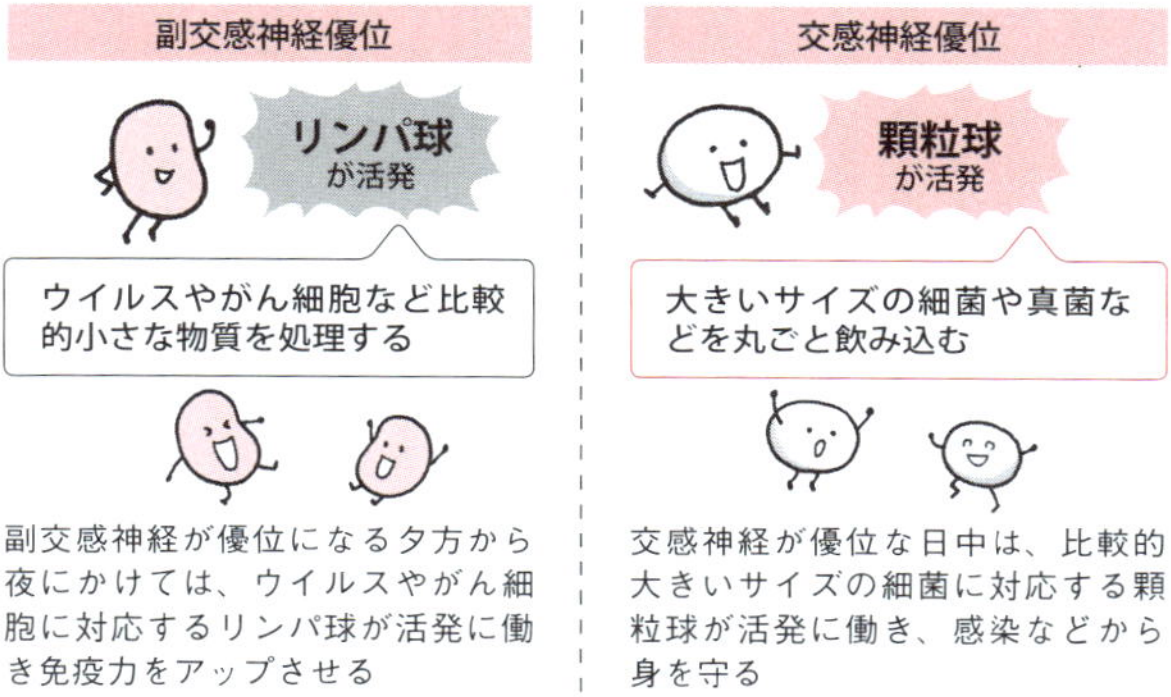

副交感神経が優位になる夕方から夜にかけては、ウイルスやがん細胞に対応するリンパ球が活発に働き免疫力をアップさせる

交感神経が優位な日中は、比較的大きいサイズの細菌に対応する顆粒球が活発に働き、感染などから身を守る

column

健康は24時間をどう過ごすかで差がつく！

この本では、「毛細血管力」を高める生活習慣について解説してきました。体調が悪いときに病院に行って、医師からさんざん「生活習慣を変えましょう」「規則正しい生活をしましょう」といわれてきた方もいると思います。

しかし残念ながら、本当に「規則正しい生活」とは何なのか、なぜそんなに重要なのか、ということは、これまであまりいわれてこなかったのではないでしょうか。一日24時間をどのように過ごすのか――これは、みなさんが想像する以上に健康を左右する重要なポイントです。生活サイクルによって健康状態は大きく変わるからです。

私にそれを教えてくれたのが、アメリカでの経験でした。日本でもアメリカでも、病院にはさまざまな体調不良の患者さんがやってきますが、日本では、いわゆる未病の段階で病院にかかる人はほとんどいません。一方、アメリカでは、「病気にならない」ための予防医学が発達しており、日本以上に生活習慣の重要性を理解している人が多いのです。

日本はすべての国民が公的医療保険を使って治療を受けられる「国民皆保険」の国ですが、病名や診断名がつかなければ、当然保険は適用されません。つまり、「こうすれば病気は防げる」といった有益な情報があっても、それを病院で医師から聞くことが難しいのです。

ただ、これからは予防医学の時代です。生活習慣を改善して、病気を未然に防ぐように意識を変える時代が、もうそこまでやってきています。

その流れのひとつが、私が在籍しているハーバード大学医学部で2016年から取り組んでいる「ビヘイビア（行動）・ヘルス（健康）」という考え方です。これは、病気になってから医療に頼るのではなく、そもそも病気にならない体をつくっていく、という発想です。そのために重要なのが、自分の生活習慣を変えていくことなのです。

毛細血管は何歳からでも増やすことができますが、それができるのは自分だけです。そして健康な体にすることができるのも、自分だけなのです。

参考文献

『「毛細血管」は増やすが勝ち！』根来秀行（集英社）
『つくりおきレモン酢＆酢しょうがで　血流がよくなる！　毛細血管が増える！　体中若返る！』根来秀行［監修］（日本文芸社）
『Dr.クロワッサン　毛細血管を増やして、血流力をつける！』根来秀行［監修］（マガジンハウス）
『ハーバード＆ソルボンヌ大学　根来教授の　超呼吸法』根来秀行（KADOKAWA）
『青学駅伝選手たちが実践！　勝てるメンタル』原晋、根来秀行（KADOKAWA）

本書は『【図解】　毛細血管が寿命をのばす』（２０１７年・小社刊）に最新の情報を加え、改題して文庫化したものです。

青春文庫

ハーバード&ソルボンヌ大《だい》の
最先端研究《さいせんたんけんきゅう》でわかった新常識《しんじょうしき》
人《ひと》は毛細血管《もうさいけっかん》から若返《わかがえ》る

2019年 6 月20日　第 1 刷

著　　者　根《ね》 来《ごろ》 秀《ひで》 行《ゆき》

発 行 者　小 澤 源 太 郎

責任編集　株式会社プライム涌光

発 行 所　株式会社青 春 出 版 社

〒162-0056　東京都新宿区若松町 12-1
電話 03-3203-2850（編集部）
03-3207-1916（営業部）
振替番号　00190-7-98602

印刷／大日本印刷
製本／ナショナル製本
ISBN 978-4-413-09725-3

1日3分!
スクワットだけで美しくやせる
山口絵里加
筋トレ&脂肪燃焼、W効果の全身ダイエット! 人気トレーナーが考案の効く筋トレ厳選7種を手軽に実践できます
(SE-720)

その原因は心の弱さではなかった
「ついつい先送りしてしまう」がなくなる本
吉田たかよし
人を待たせる、期限が守れない、何でも後回し… タイプ別診断で、あなたの脳のクセに合った対処法を教えます!
(SE-721)

脳と体が若くなる断食力
山田豊文
疲れがとれる! 不調が消える! 集中力、記憶力がアップする! 1食「食べない習慣」から人生が変わりだす
(SE-722)

恋愛迷宮と婚活ブームの末路
王子様はどこへ消えた?
北条かや
「結婚したい」と言いながら、今日も女子会。そこにはどんな本音が潜んでいるのか。複雑な女心をひも解く、当事者目線の社会学
(SE-723)